Elisabeth Engel

Kochen mit Kindern

Kochbuch für gesunde Ernährung

Inkl. 125 leckeren Rezepten

(Kinder Kochbuch ab 3 Jahren)

INHALT

KOCHEN MIT KINDERN

Mit Kindern zu kochen und zu backen, bedeutet nicht nur Spaß und Freude zu haben, sondern hat auch eine große Auswirkung auf die Entwicklung Ihres Kindes. Im Kindergarten werden viele Koch - und Backangebote angeboten, damit die Kinder gewisse Fähigkeiten sich aneignen. Für einen Erwachsenen ist dies nichts besonders, etwas zu kochen oder einen Kuchen zu backen, für Kleinkinder/Kinder jedoch schon. Was für Sie selbstverständlich ist und schon zur Routine geworden ist, benötigt ein Kind umso mehr. Als Elternteil ist es einem gar nicht bewusst, denn es geht hier größtenteils darum, dass das Kind Spaß daran hat, mit seinen Geschwistern oder den Eltern gemeinsam eine Mahlzeit zu erstellen bzw. zu kochen. In einer Kindertagesstätte verfolgen Erzieher und Pädagogen spezielle Ziele, die Ihr Kind im späteren Leben benötigen wird.

Ihr Kleinkind/Kind lernt in den Angeboten seine motorischen Fähigkeiten, Verantwortung zu übernehmen, was er oder sie im Erwachsenalter brauchen wird. Ihr Kind wird selbstständiger, indem er Aufgaben alleine übernimmt und sie erfolgreich durchführt. Sicherlich wird Ihr Kind dabei nicht allein gelassen, jedoch bekommt er die Möglichkeit sich auszuprobieren und zu experimentieren. Außerdem lernt Ihr Kind, Regeln und Hygieneregeln einzuhalten, denn Regeln sind auch im Leben sehr wichtig, ganz gleich, ob es in der Schule ist oder auch im Berufsleben. Wenn Sie Ihrem Kind Aufgaben geben, wie z.B Gemüse schneiden oder den Teig umrühren, das Ei vorsichtig aufschlagen oder ähnliche Aufgaben, dann bekommt Ihr Kind ein besseres Gefühl. Ihr Kind oder die Kinder in der Kindertagesstätte mit denen Sie arbeiten, sind stolz etwas erreicht zu haben oder dem Erwachsenem geholfen zu haben.

Kleinkinder/Kinder sind sehr experimentierfreudig sie haben Hunger nach etwas Neuem. Sie möchten Dinge/ Gegenstände anfassen oder wissen was das ist, wie man das benutzt und vieles mehr. Ihr Kind hantiert beim Kochen und Backen mit vielen Küchenuntensilien mit denen er vorher noch nicht in Berührung gekommen ist bzw. weiß gar nicht was das ist oder wie das heißt. Ihre Aufgabe wäre hier, Ihrem Kleinkind/Kind zu erklären, wozu z.B ein Schneebesen oder eine Nudelrolle gut ist und wofür man das einsetzt.

Wichtig dabei ist, dass Sie Ihr Kind/ Kleinkind wirklich selbstständig arbeiten lassen, nehmen Sie Ihrem Kind die Arbeit nicht weg, es benötigt Geduld, da sie nicht dasselbe Tempo haben. Den Kindern geht es nicht nur darum, dass sie etwas zu essen herstellen, sondern den Spaß und die Freude am Tun.

Wenn Sie mit Kindern ein Angebot zum Thema kochen machen wollen oder als Mutter oder Vater mit Ihrem Kind in der Küche etwas zubereiten möchten, dann nehmen Sie sich ausreichend Zeit, denn die werden Sie brauchen. Wie lange Sie dafür brauchen, liegt ganz individuell an Ihrem Kind/ Kindern. Wer es auf die Schnelle versucht, wird am Ende nur traurige und enttäuschte Kinder sitzen haben, die die meiste Zeit nur zugeschaut haben oder gehetzt wurden. Falls Sie viel am Arbeiten sind, dann machen Sie es am Wochenende. Kindern wird es schnell langweilig oder sie verlieren das Interesse, wenn sie nicht helfen können und ihnen die Hände gebunden sind.

Falls Sie mit Ihrem Kind einen Kuchen mit bestimmten Beeren backen oder einen leckeren Salat zubereiten, dann können Sie auch auf die Beeren oder das Gemüse eingehen. Erzählen Sie woher diese Lebensmittel herkommen, wo sie angebaut werden oder warum es so wichtig ist diese zu essen. Dadurch bekommt Ihr Kind einen besseren Bezug zu dem was es später essen wird. Kinder sind sehr neugierig und Lernfähig, daher sollte man dieses auch so gut es geht, unterstützen.

Sie haben als Eltern auch die Möglichkeit, mit Ihrem Kind oder Kindern gemeinsam die Lebensmittel einzukaufen, dadurch bekommt Ihr Kind schon den ersten Einblick was später auf Ihn zukommen wird. Verwenden Sie viel Obst und Gemüse denn es ist nicht nur gesund und enthält viele Vitamine, sondern es gibt sie in vielen verschiedenen bunten Farben.

Bunte kräftige Farben sprechen die Kinder besonders an und auch die Wahrscheinlichkeit das Ihr Kind anfängt Obst und Gemüse zu essen, ist wesentlich höher. Vermeiden Sie getrenntes Essen. Es ist empfehlenswert als Familie gemeinsam an einem Tisch zu sitzen und zu essen, somit ist die Abneigung an gewissen Lebensmitteln auch seltener, als wenn Kleinkinder / Kinder alleine essen müssen.

In diesem Kinder -Ratgeber – Kochbuch bekommen Sie Rezepte an die Hand, mit denen Sie einfache, gesunde, vielseitige und bunte Gerichte mit Ihrem Kind zubereiten können und eine Menge Spaß und Freude haben werden.

Gesunde Ernährung ist in der heutigen Zeit nicht selbstverständlich, denn die meisten Lebensmittel um uns herum sind verarbeitet und somit auch nicht frisch und gesund. Ganz besonders, wenn man Kinder zu Hause hat, ist es wichtig frisch und gesund zu kochen mit und auch ohne Kinder. Kinder brauchen eine vitaminreiche Ernährung, damit sie sich gesund entwickeln können.

Kinder die sich früh ungesund und mit vielen Fertigprodukten ernähren, werden sehr früh übergewichtig oder entwickeln unterwegs ins Erwachsenalter Krankheiten die man mit einer gesunden und ausgewogenen Ernährung vermeiden kann. Um Ihnen das Suchen nach gesunden Rezepten zu ersparen, haben wir Ihnen 125 leckere und gesunde Rezepte zusammen gestellt mit denen Sie gemeinsam mit Ihrem Kind/Kindern nachkochen können. Sie bekommen auch von uns eine Liste an Lebensmittel aufgezählt, die in einer gesunden und ausgewogenen Ernährung nicht fehlen dürfen. Zusätzlich bekommen Sie einen Überblick über die Lebensmittel, die nur in wenigen Mengen gegessen werden soll.

Viele Gerichte, die Sie in diesem Kochbuch finden werden, eignen sich für die ganze Familie. Übergeben Sie Ihrem Kind/Kindern die Aufgaben, sofern es keine Gefahr darstellt und sich niemand verletzt. Bei scharfen (Messer und heißen Sachen Herd, usw.) immer als Erwachsene dabei sein bzw. selbst tätigen.

Viel Erfolg!

MIT DIESEN LEBENSMITTELN IST IHR KIND SEHR GUT VERSORGT

Gemüse /Obst und Hülsenfrüchte

In Obst und Gemüse stecken viele Vitamine, Ballaststoffe, Mineralien und Sekundäre Pflanzenstoffe die für eine gesunde und kindgerechte Entwicklung wichtig sind. Der Großteil der Ernährung sollte aus Obst und Gemüse bestehen. Wir haben für Sie eine kleine Liste an Lebensmitteln aufgezählt, die in eine gesunde Ernährung hineingehört.

Gemüse /Obst/Hülsenfrüchte

- Brokkoli
- Kartoffeln
- Orangen
- Rote Paprika
- Weintrauben
- Gelbe Paprika

- Beeren aller Art
- Möhren
- Äpfel
- Zucchini
- Bananen
- Tomaten
- Birnen
- Gurken
- Zitrusfrüchte
- Salatsorten
- trocken Früchte
- Erben
- Kirschen
- Mais
- Nektarinen
- Spinat Aprikosen
- Rote Bete
- Ananas
- Kohlsorten
- Pfirsiche
- Lupinen
- Linsen
- Bohnen
- Samen

Milch und Milchprodukte

Milch und Milchprodukte enthalten viel Calcium und sind sehr gute Eiweißlieferanten, die für eine gesunde kindliche Entwicklung sehr wichtig sind. Es unterstützt den Aufbau von Knochen und den Zähnen. Allerdings empfehlen wir auf die Qualität der Milchprodukte zu achten, denn nicht alle Milchprodukte sind gleich gesund. Sie finden hier tierisch Milchprodukte die Sie und Ihr Kind essen und trinken können, pflanzliche Milch die als Alternative zu tierischen Milchprodukten dienen und Milchprodukte die nicht zu empfehlen ist.

Milchprodukte

- Milch/Vollmilch
- Buttermilch/Kefir
- Naturjoghurt (ohne Zucker)
- Trinkjoghurt (zuckerfrei)
- Käse (in kleinen Mengen)
- Ziegenkäse/Fetakäse
- Butter Bio (in kleinen Mengen)
- Schmand/Creme Fresh
- Sahne zum Backen (in kleinen Mengen)

Pflanzliche Milch/Milchprodukte

- Sojamilch
- Mandelmilch
- Hafermilch
- Cashewmilch
- Reismilch
- Erbsenmilch
- Haselnussmilch
- Kokosmilch

Von diesen Milchprodukten raten wir ab

- Milchpulver /Molkenpulver
- Sahnepulver
- Kaffeesahne
- Milchfetterzeuger
- Butterschmalz
- Fruchtjoghurt (wegen dem hohen Zuckergehalt)

Getreideprodukte

Auch Getreideprodukte gehören in eine gesunde Ernährung dazu, jedoch muss unterschieden werden, welche der Getreideprodukte gesund und welche weniger gesund sind.

Getreideprodukte

- Nudeln (Vollkornnudeln)
- Vollkorn Brot und Brötchen
- Reis
- Vollkornprodukte
- Vollkorntoast (in sehr kleinen Mengen bzw. ganz selten)
- Roggen
- Dinkel
- Hafer/Haferflocken
- Hirse

Fisch/Fleisch/ Eier

Diese Lebensmittel sind ebenfalls eine sehr gute Eiweißquelle. Zu beachten ist jedoch, dass die Qualität der Lebensmittel stimmen. Empfehlenswert ist immer frisch und Bio zu kaufen. Auch bei Kindern soll der Verzehr von Fisch und Fleisch nicht alltäglich sein. Ca. 2-3 die Woche Fisch und Fleisch zu essen ist angebracht. Eier hingegen, können öfters gegessen werden.

Fisch und Fleischprodukte /Eier

- Forellen
- Karpfen
- Zander
- Lachs
- Hering
- Makrelen
- Hähnchenfleisch
- Putenfleisch
- Schweinefleisch (in ganz kleiner Menge)
- Rindfleisch
- Wurst (auf die Qualität achten)
- Eier (Freilandhaltung oder Bio)
- Beliebiges Hackfleisch in kleinen Mengen

Öle und Fette

Auch gesunde Öle und Fette gehöre in eine kindliche Entwicklung dazu. Doch nicht alle Öle und Fette sind gleich gesund. Unten haben Sie eine Aufzählung an Ölen und Fetten die Sie in Ihre und die Ernährung Ihres Kindes implementieren können.

Öle und Fette

- Nüsse (Walnüsse, Haselnüsse, Pecannüsse, Mandeln, Pistazien, Erdnüsse, Paranüsse, Macadamianüsse
- Kerne (Kürbiskern, Sonnenblumenkerne, Cashewkerne, Pinienkerne usw.)
- Samen aller Art
- Öle (Olivenöl, Walnussöl, Leinöl, Sesamöl)

DIESE LEBENSMITTEL SOLLTEN IN KLEINEN MENGEN VERZEHRT WERDEN

Jeder möchte etwas Süßes oder leckeres Essen, doch diese Leckereien wie Schokolade, Haribo, Kekse usw. sind reich an Zucker. Zucker ist Gift für unseren Körper, somit sollte man gar keine oder sehr wenige zuckerhaltige Lebensmittel essen. Auch schlechte Fette sollten vermieden werden, denn diese können nur unserer Gesundheit und der Ihrer Kinder unnötig schaden. Da wir in unserem Kochbuch auch Desserts und andere Leckereien für Sie und Ihr Kind haben, haben wir darauf geachtet, dass wir jeglichen Zucker ersetzten, denn eure Gesundheit und die eurer Kinder ist uns wichtig.

Diese Süßigkeiten sollte man vermeiden oder sehr reduzieren

- Schokolade mit viel Zucker
- Haribo, Lakritz usw.
- Kinderschokolade
- Milchschnitte
- Chips, Flips
- Kuchen, Torte - mit Zucker und schlechten Fetten
- Fruchtzwerge und andere zuckerhaltige Joghurts
- Süße Getränke (Cola, Fanta, Sprite, Ice Tea usw.)
- Eis
- Cornflakes
- Pudding (gekauft)
- Lollis/Bonbons mit Zucker

Fertigprodukte

- Pommes Fritten
- Schnitzel
- Döner aller Art
- Burger
- Fertig Gerichte aus dem Supermarkt usw.
- Nuggets
- Pizza Gekauft/ bestellt
- Curry Wurst
- Bratwürste mit weißen Brötchen
- Hot Dog

Die oben genannten Lebensmittel enthalten puren Zucker und sehr ungesunde Fette. Da diese Lebensmittel aus unserem Leben gar nicht mehr wegzudenken sind, weil es sie überall zu kaufen gibt, wird es schwer sein, einem Kind zu erklären, dass man diese Lebensmittel nicht essen sollte. Es ist wichtig, wenn Sie gemeinsam mit Ihrem Kind/Kinder darüber sprechen, warum man Süßigkeiten und Fast Food reduzieren sollte, dass wird den Kindern helfen zu verstehen, warum sie dies nicht so oft essen dürfen.

Zuckerersatz -Produkte zum Kochen und Backen

Hier bekommen Sie eine Reihe an Zuckerersatz -Produkten aufgelistet, die Sie in Ihrer Küche mit den Kindern anwenden können. In unserem Kochbuch haben wir nicht alle dieser Zuckerersatz Arten verwendet, denn es gibt viele von ihnen. Diese Zuckerersatz Produkte können Sie auch für andere Rezepte (Ihrer Wahl) benutzen. Probieren Sie sich aus und suchen Sie und Ihren Kindern das passende Ersatz -Produkt raus.

- Stevia
- Xylit
- Honig
- Kokosblütenzucker
- Erythrit
- Xucker
- Ahornsirup
- Yacon
- Palmzucker
- Dattelzucker
- Rübensirup
- Agavendicksaft
- Erdmandeln
- Birkenzucker
- Apfeldicksaft

LECKERE FRÜHSTÜCKSREZEPTE FÜR & MIT KINDERN

SCHOKO - SMOOTHIE

Sie haben wenig Zeit wollen trotzdem mit Ihrem Kind gemeinsam ein Frühstück zubereiten, was schnell geht, Ihrem Kind schmeckt und gesund ist? Haben Sie schonmal über einen Smoothie nachgedacht?!

Zutaten

30g Haferflocken

2 TL Erdnussmus

1 TL Kakaopulver (ungesüßt)

1 reife Banane

250ml Hafermilch (ungesüßt)

Zubereitung: ca. 5 Minuten:

1. Banane schälen und mit den restlichen Zutaten mixen.

2. Achten Sie darauf, dass eine schöne cremige Masse entsteht.

3. Smoothie in Gläser umfüllen und genießen.

FRÜHSTÜCKS - PIZZA FÜR KINDER

Welche Kleinkinder/Kinder lieben keine Pizza? Wahrscheinlich alle. Hier finden Sie eine leckere, süße und gesunde Pizza.

Tipp: Um Zeit zu sparen, können Sie den Pizzaboden ein Tag vorher zubereiten.

Zutaten

50g Trockenfrüchte

100g Haferflocken (zart)

50g Butter

50g Honig

300g Joghurt (Pflanzlich)

100g Mandeln

2 EL Erdbeermarmelade

Zubereitung: ca. 10 Minuten

1. Zermahlen Sie die Mandeln zu groben Stücken und geben Sie es den Trockenfrüchte hinzu.

2. Geben Sie nun auch die Haferflocken zu und pürieren Sie die Masse mit einem Pürierstab.

Brotstücke mit Obst Stücken

Ihr Kleinkind isst ungern Brot und Obst? Dann sollten Sie dieses Frühstücksrezept ausprobieren.

Zutaten

1 Scheibe Brot (Vollkorn)

½ Handvoll Obst (Bananen, Himbeeren, Mango)

Etwas Butter

1 kleine Scheibe Käse

Zubereitung: ca. 10 Minuten

1. Schmieren Sie das Brot mit etwas Butter ein und schneiden Sie es in kleine Stücke

2. Waschen Sie das Obst Ihrer Wahl (oder Ihres Kindes) schälen Sie es und schneiden Sie diese in kleine mundgerechte Stücke.

3. Nun auch den Käse in Würfel schneiden.

4. Legen Sie die Obst Stücke, Käse Würfel und die Brotstücke auf einen Teller (Es soll für Ihr Kind ansprechend aussehen)

Tipp:

Lassen Sie Ihr Kind dabei sein, während Sie das Frühstück zubereiten.

KREATIVES FRÜHSTÜCK

Ihr Kind weigert sich Gemüse zu essen, obwohl Gemüse und Obst so wichtig sind, fällt es den meisten sehr schwer dies zu essen. Werden Sie kreativ!

Zutaten

5 Scheiben Gurke (oder Gemüse Ihrer Wahl)

1 kleine Scheibe Brot/ Knäckebrot

Etwas Butter

Zubereitung: ca. 10 Minuten

1. Brot/ Knäckebrot mit etwas Butter bestreichen.
2. Nun das ausgewählte Gemüse (Gurken eignen sich am besten) mit einer Ausstechform ausstechen.
3. Können Sterne, Herze etc. sein.
4. Das ausgestochene Gemüse auf dem Brot verteilen.

MÜSLI FÜR KINDER

Die meisten Kleinkinder/ Kinder bekommen schon früh Cornflakes zum Frühstück, doch dort steckt nichts was Ihrem Kind guttut, es enthält keine Vitamine, Kalzium usw. Ein Müsli hingegen kann genauso gut schmecken und ist dabei auch gesund.

Zutaten

1 EL Naturjoghurt

Etwas Wasser

1 Banane

1 EL Honig

2 EL Haferflocken

Zitronen – Orangensaft

Nach Bedarf Beeren

•

Zubereitung: ca. 12 Minuten

1. Flocken und Wasser in eine Rührschüssel geben und einige Minuten quellen lassen.

2. Die Banane schälen und in kleine Scheiben schneiden.

3. Zitrone und Orange auspressen und den Saft mit allen übrigen Zutaten vermengen. In eine tiefe Schale geben und mit Beeren dekorieren.

4. Guten Appetit.

SÜßE FRÜHSTÜCKSMÜSLI MUFFINS

Müsli mal anderes! Ist für die meisten unvorstellbar, da eigentlich Muffins immer nur zum Kaffee, Tee oder an Feiertagen (Geburtstag usw.) gibt. Doch es geht auch zum Frühstück und sind nicht nur süß, sondern auch gesund.

Zutaten

50ml Pflanzenmilch
150ml Naturjoghurt
150g Urkorn Müsli
150g Dinkelmehl
1 TL Backpulver
1 TL Natron
100g Apfelmus
4 EL Honig
1 TL Zimt
2 Eier (Bio)
100g Früchte (nach Wahl)

Zubereitung: ca. 25-30 Minuten

1. Den Backofen auf 150 Grad vorheizen.
2. Alle trocknen Lebensmittel in einer Rührschüssel vermengen.
3. In einer anderen Schüssel die feuchten Zutaten vermischen.
4. Nun die trockenen Zutaten mit den nassen verrühren.
5. Jetzt ausgewählte Früchte hinzugeben.
6. Die Teigmasse in Muffin Förmchen umfüllen und für 20 Minuten in den Backofen stellen und backen lassen.

VOLLKORNTOAST MIT EI

Auch Eier sollten beim Frühstücken nicht ganz fehlen, haben Sie Ihrem Kind ein süßes Brot schonmal angeboten? Es geht sehr schnell in der Zubereitung und Ihr Kind problemlos Ihnen dabei helfen.

Zutaten

2 Scheiben Vollkorntoast

Etwas Butter

1 Ei

1 EL Xucker

2 EL Milch

Zubereitung: ca. 10 Minuten

1. In einer kleinen Schüssel die Milch, mit dem Ei und Xucker verrühren.

2. Pfanne mit Butter erhitzen.

3. Toast in die Ei Masse geben darin von beiden Seiten wenden und in der vorgeizten Pfanne anbraten.

4. Servieren.

Tipp:

Geben Sie Ihrem Kind die Möglichkeit, die Schritte durchzuführen.

ERDBEERE - OMELETTE

Mag Ihr Kleinkind/ Kind Omelette essen? Falls nicht, dann machen Sie es Ihrem Kind schmackhaft, indem Sie leckere Beeren hinzugeben.

Zutaten

2 Eier

1 EL Milch

1 EL Bio Butter

3 Erdbeeren

Prise Salz

1 EL Olivenöl

Zubereitung: ca. 15 Minuten

1. Die Beeren waschen und vom Grünen befreien.
2. Eier, Öl und Milch vermengen.
3. Pfanne mit Butter erhitzen.
4. Die Hälfte der Eier Masse in die Pfanne geben und stocken lassen.
5. Mit einem Pfannenwender das Omelette anheben und ein Teil der Erdbeeren zugeben und sofort aus der Pfanne heben.
6. Diesen Schritt einmal wiederholen.
7. Genießen.

BANANEN - WAFFELN

Backen Sie gemeinsam mit Ihrem Kind leckere Waffeln. Da Waffeln backen etwas mehr Zeit in Anspruch nimmt, nehmen Sie sich einen Vormittag Zeit. Sie werden sehen wie viel Freude und Spaß das machen kann.

Zutaten

50g weiche Butter (Bio)
60g Xucker (Zucker Ersatz)
3 Eier (Bio)
250g Dinkelmehl
150ml Milch (3,5)
2 Bananen
Zitronensaft
1 Messerspitze Backpulver

Zubereitung: ca. 20 Minuten

1. Die weiche Butter, mit den Eiern und dem Xucker zu einer schaumigen Masse verrühren.

2. Milch und Mehl abwechselnd hinzugeben.

3. Nun die Banane schälen und mit einer Gabel zum Brei zerdrücken.

4. Saft einer halben Zitrone zu der Teigmasse hinzugeben.

5. Bananen unter den Teig heben und alles miteinander vermengen.

6. Waffeleisen vorheizen und darin die Waffeln backen.

7. Genießen.

BUNTES FRÜHSTÜCK MIT EI

Kinder lieben viele verschiedene Farben, ob rot, grün oder orange. Warum auch nicht im Essen? Es braucht auch keine Lebensmittel Farbe sein, sondern ganz natürliches, gesundes Essen.

Zutaten

1 Scheibe Vollkornbrot

1 Ei (Bio)

Etwas Bio Butter

1 Aprikose

1 Kirschtomate

Gurkenscheiben (Menge nach Bedarf)

Zubereitung ca. 15 Minuten

1. Das Vollkornbrot mit etwas Butter bestreichen.
2. Pfanne mit etwas Öl erhitzen und das Ei von beiden Seiten braten und auf ein Teller legen.
3. Das Obst und Gemüse schneiden und zu einem Gesicht dekorieren.
4. Servieren.

BROTSPIEßE FÜR KINDER

Um Ihrem Kind/ Kinder das Essen schmachvoller zu gestalten, probieren Sie leckere und gesunde Brotspieße.

Zutaten

2 Scheiben Brot (Vollkorn)

1 Scheibe Käse (Gouda)

1 EL Kräuterquark

2 Kirschtomaten

1 kleine Snackgurke

1 Scheibe Hähnchenbrust (Aufschnitt)

Zubereitung: ca. 20-25 Minuten

1. Als erstes bestreichen Sie mit Ihrem Kind die Brotscheiben mit Quark.

2. Jetzt das Hähnchenbrust und Käse - Aufschnitt auf die Brotscheibe legen. Die zweite Brotscheibe darauf geben und in kleine Stücke schneiden.

3. Danach die Snackgurke in kleine Scheiben schneiden.

4. Zum Schluss alles auf die Spieße ziehen.

5. Eignet sich super für den Kindergarten oder Schule.

GESUNDES SELBSTGEMACHTES NUTELLA - BROT

Liebt Ihr Kind Nutella – Brot? Es ist reich an Zucker und ist nicht empfehlenswert. Um nicht ganz auf das geliebte Nutella zu verzichten, haben wir ein passendes Rezept.

Zutaten

200g Walnüsse
200g Haselnüsse
5 EL Kakaopulver (ungesüßt)
1 EL Kokosöl
Honig (Menge nach Bedarf)
1 Packung Frischkäse
1 Scheibe Vollkornbrot

Zubereitung: ca. 20 Minuten

1. Die Nüsse mahlen und miteinander vermengen.
2. Nun den ungesüßten Kakopulver hinzugeben und vermischen.
3. Jetzt auch die übrigen Zutaten unterrühren.
4. Honig kann auch durch Agavendicksaft ersetzt werden. Die Menge ist jedem selbst überlassen.
5. Nachdem das Nutella zubereitet ist, kann auch das Brot bestrichen werden.
6. Guten Appetit.

VOLLKORN BROT - BRÖTCHEN MIT MANDELMUS

Etwas Abwechslung für das Frühstück, ist manchmal gar nicht so verkehrt, denn auf Dauer schmeckt das gleiche Essen nicht mehr.

Zutaten

Mandelmus (nach Größe des Brotes oder Brötchen)

1 Vollkornbrot oder Brötchen.

Zubereitung: ca. 5 Minuten

1. Halbieren Sie das Brötchen. Falls eine Scheibe Brot verwenden, dann fehlt dieser Schritt weg.

2. Bestreichen Sie nun das Brot oder das Brötchen mit Mandelmus und schneiden Sie diesen in kindgerechte Stücke.

3. Tipp: Damit das nicht zu trocken wird, kann Ihr Kind Schorle oder einen gesunden Tee dazu trinken.

4. Servieren.

VOLLKORNTOAST MIT BANANEN FÜR KINDER

Kinder essen gerne Toast mit Bananen zum Frühstück, denn die sind süß und gleichzeitig auch gesund und zuckerfrei.

Zutaten

1 Banane

Haselnusskerne

Vollkorntoast

Naturjoghurt

Etwas Honig

Zubereitung: ca. 10 Minuten

1. Um dieses leckere und gesunde Rezept zu erstellen, müssen Sie alle oben genannten Lebensmittel miteinander vermengen. (Außer den Vollkorntoast.

2. Geben Sie in eine Schüssel die Banane hinzu und zerdrücken Sie diese mit einer Gabel, vermischen Sie es nun mit den übrigen Zutaten zu einer Masse.

3. Zum Schluss das Brot bestreichen und servieren.

4. Überlassen Sie die Arbeitsschritte Ihrem Kind.

5. Servieren.

VEGANE PANCAKES FÜR KINDER

In unserem Kochbuch finden Sie auch Vegane Rezepte für Ihr Kind. Nicht alle Menschen sind von einer tierischen Ernährung überzeugt. Es gibt viele Möglichkeiten ein Kind ausgewogen, mit allen wichtigen Vitaminen und Mineralien zu ernähren.

Zutaten

100g Xucker (ist ein Zucker Ersatz)

240g Dinkelmehl

480g Sojamilch oder Mandelmilch

8g Backpulver

Rapsöl

Apfel Mark oder Ahornsirup

Zubereitung: ca. 25 Minuten

1. Vermengen Sie Mehl, Xucker, Backpulver und Milch miteinander. Verwenden Sie dafür ein Handmixer.

2. Heizen Sie die Pfanne mit Öl vor und braten Sie die Pancakes von beiden Seiten goldbraun an.

3. Mit Sirup oder Mark servieren.

4. Guten Appetit.

GESUNDE – MÜSLI - FRÜHSTÜCK-DRINKS FÜR KINDER

EIN VITAMINREICHES FRÜHSTÜCKSDRINK

Bei euch in der Familie wird selten gefrühstückt? Es fehlt die Zeit und trotzdem ist es so wichtig. Es geht auch ohne Essen versuchen Sie mit einem Drink.

Zutaten
200g Obst nach Wahl (Beeren, Bananen Äpfel usw.)
500ml Wasser
2 Datteln
4 EL Getreideflocken (z.B Haferflocken)

Zubereitung: **ca. 15 Minuten**
1. Das Obst waschen, schälen, entkernen, vierteln und in ein Leistungsstarken Mixer geben.

2. Datteln entkernen und hinzugeben.

3. Vor dem mixen Wasser zufügen.

4. Kräftig mixen und in Gläsern servieren.

5. Da es sehr schnell geht und mit wenig Arbeit verbunden ist, lassen Sie Ihr Kind die Schritte durchführen.

6. Genießen

FRÜHSTÜCKSDRINK MIT TROCKENFRÜCHTEN

Kinder brauchen eine Ballaststoffreiche Ernährung. Um sich Zeit zu sparen, mixen Sie Ihrem Kind ein leckeren Ballaststoffreichen Frühstücksdrink zusammen.

Zutaten

500ml Pflanzenmilch

4 Trockenaprikosen

2 EL Haferflocken

2 EL Leinsamen

Bei Bedarf Obst nach Wahl

Zubereitung: ca. 5 Minuten

1. Geben Sie alle Lebensmittel in ein Leistungsstarken Mixer und vermengen Sie es zu einem Ballaststoffreichen, gesunden Frühstücksdrink.

2. Da Kinder es gerne süß mögen, verwenden Sie süßes Obst z.B Bananen.

3. Falls es nicht flüssig genug ist, nehmen Sie etwas mehr Wasser oder Milch hinzu.

4. Servieren.

EIN EIWEIẞREICHER DRINK

Eiweiß ist in einer Ernährung sehr wichtig, ganz besonders für Kinder. Probieren Sie dieses proteinreiche Frühstück -Drink aus und überzeugen Sie sich und Ihr Kind.

Zutaten

2 EL Nüsse (z.B Haselnüsse, Walnüsse, Cashewnüsse usw.)

500ml Mandelmilch

3 Trockenfrüchte nach Wahl

1 EL Hanfsamen geschält

1 EL Haferflocken

Zubereitung: ca. 5 Minuten

1. Die oben aufgezählten Zutaten in ein Mixer geben und zu einem Frühstücksdrink pürieren bzw. mixen.
2. Evtl. Wasser oder etwas Milch nachgeben.
3. In große Gläser umfüllen und servieren.
4. Bei Kindern können das auch Plastikbecher sein, je nach Alter.

FRÜHSTÜCKS - MILCH DRINK

Trinkt Ihr Kind gerne am Morgen Milch? Dann probieren Sie es mit einem Frühstück – Milch Getränk. Es wird Ihrem Kind sicherlich gefallen. Falls Sie auf tierische Milch verzichten möchten, können Sie auch auf pflanzliche umsteigen.

Zutaten

1 kleine reife Banane

1 Becher Milch/ Pflanzlich oder tierisch

1 EL Haferflocken

1 EL Weizenkeime

Zubereitung: ca. 5 Minuten

1. Schälen Sie die reife Banane und geben Sie diese in einen Mixer,

2. Geben Sie nun die übrigen Zutaten zu der Banane und pürieren Sie dieses zu einem leckeren schnellen Milchgetränk.

3. Bei Bedarf etwas mehr Milch hinzugeben.

4. Servieren.

SCHOKOLADIGES FRÜHSTÜCKSGETRÄNK

Wollen Sie Ihrem Kind eine kleine Freude machen? Dann bereiten Sie gemeinsam mit Ihrem Kind ein leckeres, zuckerfreies und schokoladiges Frühstücksrezept zu.

Zutaten

1 reife Banane

Vollmilch

2 EL Honig

Kakaopulver ungesüßt

Zubereitung: ca. 5 Minuten

1. Alle Zutaten in einen Mixer geben und zu einem leckeren Frühstückdrink pürieren.

2. Die konkrete Menge von der Milch und dem Kakaopulver ist jedem selbst überlassen.

3. Wer es schokoladiger möchte, gibt etwas mehr Kakaopulver hinzu und wer das Getränk sehr flüssig haben möchte, gibt mehr Milch hinzu.

4, Die Süße kommt durch die Banane und dem Honig.

5. Guten Appetit.

GESUNDE SNACKS FÜR ZWISCHENDURCH FÜR & MIT KINDERN

OBSTTELLER MIT GESICHT

Sie wollen Ihrem Kind einen gesunden Snack anbieten? Es sollte gesund sein und kein Industriellen Zucker enthalten, dann greifen Sie zu verschiedenen Obstsorten Ihrer Wahl.

Zutaten

1 Banane

Handvoll Beeren (nach Wahl)

Mandarinen

2 Scheiben Ananas

Obst nach Wahl

Zubereitung: ca. 15 Minuten

1. Das Obst schälen waschen, und in Scheiben oder Stücke schneiden.

2. Dekorieren Sie mit Ihrem Kind gemeinsam ein Gesicht.

3. Sobald Ihr Kind etwas naschen möchte, haben Sie einen leckeren Obstteller parat.

GEMÜSEZUG

Kinder spielen mit den unterschiedlichsten Spielzeugen, ob das mit dem Auto, Bausteinen oder einer Lokomotive ist. Mit dem Gemüsezug schmeckt das Gemüse um vielfaches besser! Lassen Sie das bauen, schneiden Ihrem Kind.

Zutaten

3 Paprika (rot, gelb, orange)
¼ Gurke
Handvoll Kirschtomaten
5 Möhren
10 Käsestücke
Naturjoghurt/ Quark
Etwas Petersilie
Gemüse nach Wahl

Zubereitung: ca. 25 Minuten

1. Das Gemüse waschen. Die Paprika halbieren und entkernen. (die grünen Stängel behalten) und in einer Reihe positionieren (Zug)

2. Die Gurke in Scheiben und in paar Streifen schneiden.

3. Tomaten halbieren.

4. Möhren schälen und in lange Streifen schneiden.

5. Nun die Paprika mit dem geschnittenen Gemüse auffüllen.

6. Die Gurken Scheiben für die Räder verwenden.

7. Joghurt in den ersten Zug (ausgewählte Paprika) geben und mit Petersilie beträufeln

8. Käse in Stücke schneiden und mit in den Zug legen.

9. Hinweis: Damit die Zug Räder halten (Gurken Scheiben) Zahnstocher verwenden/ durchstechen.

10. Achtung! Um Verletzungen zu vermeiden, das Kind nicht unbeaufsichtigt lassen.

11. Servieren und genießen.

WASSERMELONEN - SALAT

Es ist Sommer und sehr warm draußen?! Ihr Kind möchte etwas essen, warum nicht ein fruchtiger Salat aus Melone.

Zutaten

¼ Wassermelone

40g Feta Käse

2 TL Limettensaft

Zubereitung: ca. 10 Minuten

1. Wassermelone in Stücke schneiden und entkernen.
2. Auf einen großen Teller legen und mit Feta und Limettensaft beträufeln.
3. Tipp: Sie können auch weniger Melone verwenden
4. Genießen!

FROSCH AUS HONIGMELONE

Melonen Frosch ist in kürzester Zeit gemacht und ein Hit auf jeder Party,

Zutaten

1 kleine Melone

Grüne und blaue Weintrauben (entkernt)

Erdbeeren

Heidebeeren

Himbeeren

2 reife Bananen

Zubereitung: ca. 20 Minuten

1. Im obersten Bereich der Melone einen Mund ausschneiden. (Dies sollte ein Erwachsener machen)

2. Die übrige Schale wird zu Beinen und Füßen verarbeitet.

3. Die Melone entkernen und das Fruchtfleisch herausholen.

4. Das Obst waschen und evtl. schälen.

5. Zwei Bananen Scheiben und 2 Heidebeeren werden zu Augen. (Dafür einen Zahnstocher benutzen)

6. Mit dem restlichen Obst den Frosch auffüllen.

7. Die Obstmenge ist jedem selbst überlassen.

8. Servieren.

WASSERMELONE AM SPIEß

An einem heißen Sommertag darf ein leckeres Eis nicht fehlen. Da ein gekauftes Eis überwiegend Zucker enthält, sollte lieber auf süße Obstsorten zurückgegriffen werden. Wassermelone ist eine super Alternative!

Zutaten

½ Wassermelone

6 Eisstiele

Zubereitung: ca. 5 Minuten

1. Wassermelonen in 3 cm dicke Scheiben schneiden und dann in Stücke
2. Nun in die Wassermelonen Schale Messerstiche reinmachen und die Stiele reinstecken.
3. Jetzt die Wassermelonen für drei Stunden in den Gefrierschrank stellen
4. Kalt genießen

Reispapierrollen mit einem Früchte Mix

Mit Reispapier kann man auch ohne Messer und Gabel essen, was das bei einem Früchte Mix erleichtert, füllen Sie gemeinsam mit Ihrem Kind das Reispapier auf.

Zutaten

1 Apfel
1 Orange
1 Kiwi
½ Zitrone
1 Pack. Beeren Mix
1 EL Honig
1 EL Kokosmilch
12 Blätter Reispapier

Zubereitung: ca. 20 Minuten

1. Das Obst schälen.
2. Apfel halbieren, entkernen und in Stücke schneiden.
3. Orange und Kiwi in Stücke teilen.
4. Das Reispapier für ca. eine Minute ins kalte Wasser legen.
5. Danach das Papier mit Obst füllen und einrollen.
6. Die übrigen Zutaten zu einer Sauce vermengen.
7. Guten Appetit.

HAFERFLOCKEN - RIEGEL - SNACK

Wer es schnell haben möchte, sollte sich leckere, gesund Haferflocken – Riegel mit Apfel zubereiten. Ein schneller Snack für Zwischendurch.

Zutaten

200g Äpfel
50g Bio Butter
200g Haferflocken
50ml Milch
50g Naturjoghurt
3 Bio Eier
2 TL Zimt
1 TL Honig
1 TL Backpulver

Zubereitung: ca. 30 Minuten

1. Backofen auf 175 Grad vorheizen.
2. Die Flocken mit Zimt und dem Backpulver mit einem Mixer zerkleinern.
3. Die Äpfel waschen, schälen, entkernen und raspeln.
4. Jetzt alle Zutaten in einer Rührschüssel zu einer Masse vermengen.
5. Backblech mit Backpapier auslegen und die Hafermasse auf dem Blech zu Riegel verstreichen.
6. In Backofen stellen und Ca. 20 Minuten backen lassen.
7. Servieren.
8. Guten Appetit.

Tipp:

Kann auch in den Kindergarten genommen werden, sofern es erlaubt ist.

MÜSLIECKEN MIT KOKOS - SNACK

Falls jemand eine Alternative zu Riegeln sucht, der kann auch mit Müsliecken versuchen. Dieser schmeckt genauso gut und ist schnell zubereitet.

Zutaten

25g Kokosflocken
50g Mandeln gehackt
50g getrocknete Datteln
50g Aprikosen getrocknet
130g Haferflocken
1 reife Banane
1 EL Kokosöl

Zubereitung: ca. 25 Minuten

1. Backofen auf 170 Grad vorheizen.
2. Die Datteln und Aprikosen in Stücke schneiden.
3. Die reife Banane in einer Schüssel mit einer Gabel zerdrücken.
4. Das Öl schmelzen lassen.
5. Alle Zutaten miteinander zur klebrigen Masse verarbeiten.
6. Backblech mit Backpapier auslegen und die Hafer Masse auf dem Backblech verstreichen.
7. Ca. 15 backen lassen.
8. Zum Schluss Müsliecken in Dreiecke schneiden und genießen.

Erdnuss - Energie Balls

Haben Sie mit Ihrem Kind kleine Energie Balls ausprobiert? Sehr lecker! Probieren Sie es gemeinsam mit Ihrem Kind aus.

Zutaten

180g Erdnussbutter

30g Sesam

55g Cranberry (getrocknet)

5 Reiswaffeln

Zubereitung: ca. 35 Minuten

1. Die Reiswaffeln zerkleinern.
2. Nun die Cranberrys in Stücke schneiden und mit den Reiskrümeln und der Erdnussbutter in einer Rührschüssel vermengen.
3. Mit feuchten Händeln die Masse zu Kugeln formen und in Sesam wälzen.
4. Jetzt die Kugeln für eine halbe Stunde in den Kühlschrank stellen.
5. Servieren.

Fruchtschnitten für Kinder

Gekaufte Fruchtschnitten, enthalten oft sehr viel Industriellen Zucker. Hier bekommen Sie und Ihr Kind leckere und gesunde Schnitten die Sie schnell nachmachen können.

Zutaten

150g Cranberrys (getrocknet)
150g Aprikosen (getrocknet)
30g Sonnenblumenkerne
50g Datteln (ohne Stein)
100g Haferflocken
1 EL Apfelsaft
Oblate (4 Stück)

Zubereitung: ca. 1 Std. 10 Minuten

1. Die Früchte mit dem Apfelsaft, den Kernen und den Haferflocken zerkleinern. (Die Frucht Masse sollte streichfähig sein)

2. Nun die Masse auf zwei rechteckige Oblate streichen.

3. Die übrigen beiden Oblate drauflegen.

4. Tipp: Ein Buch oder ähnliches für ca. eine Stunde auf die Schnitten legen.

5. Jetzt die Fruchtschnitten zu Riegeln oder Rauten schneiden.

6. Guten Appetit.

MITTAGESSEN MIT KINDERN

SCHNELLE GEMÜSESTÄBCHEN FÜR KINDER

Statt fertige Kartoffeln Stäbchen zu kaufen, die vorfrettiert sind und zu Fast Food zählen, dann doch lieber welche selber mit den Kindern zubereiten.

Zutaten

2 Möhren (mittlere)
100g geriebenen Mozzarella
500g Kartoffeln (gekocht)
100g Erbsen (TK)
2 Bio Eier
Rapsöl (für die Pfanne)
Petersilie 4 Stängel
Prise Salz und Pfeffer

Zubereitung: ca. 50 Minuten

1. Kartoffeln schälen, garkochen und reiben.
2. Die Möhren reiben.
3. Petersilie kleinhacken
4. Die Erbsen auftauen lassen.
5. Alle Zutaten miteinander in einer Schüssel verrühren.
6. Mit Salz und Pfeffer abschmecken (nach Bedarf)
7. Nun mit den Kindern gemeinsam die Gemüse – Kartoffelmischung zu Stäbchen formen und in der Pfanne mit Rapsöl von beiden Seiten goldbraun anbraten.
8. Servieren, guten Appetit.

KINDER - NUDELN MIT TOMATEN-SAUSE

Nichts passt doch besser zu Nudeln als eine leckere selbstgemachte Tomatensauce. Natürlich das Gemüse nicht fehlen und das wird es auch nicht.

Zutaten

12 Kirschtomaten
1 Zucchini
2 Knoblauchzehen
Frisches Basilikum
2 Möhren
2 Datteln
400g passierte Tomaten
2 EL Tomatenmark
Salz und Pfeffer
Nudeln (nach Wahl)
Olivenöl

Zubereitung: ca. 45 Minuten

1. Pfanne oder Topf mit Olivenöl erhitzen.
2. Möhren und Zucchini waschen und in Stücke schneiden.
3. Datteln ebenfalls kleinschneiden.
4. Knoblauchzehe auspressen.
5. Karotten und Zucchini in der Pfanne anschwitzen. Knoblauch hinzugeben.
6. Nun Tomatenmark und passierte Tomaten in die Pfanne/ Topf geben und köcheln lassen.

7. Mit Salz und Pfeffer abschmecken.

8. Jetzt auch die Dattel Stücke zu der Tomatensauce geben.

9. Kirschtomaten waschen, vierteln und dazugeben.

10. Während die Tomatensauce am Kochen ist die Nudeln im Salzwasser, nach Packungsanweisung abkochen.

11. Zum Schluss die Sauce mit einem Stabmixer pürieren und mit den Nudeln servieren.

12. Mit Basilikum dekorieren.

13. Nach Bedarf etwas geriebenes Käse bei den Kindern drüberstreuen.

14. Servieren.

KLEINE GEMÜSE MUFFIN

Um das Gemüse den Kindern schmackhaft zu machen, muss man kreativ werden, hier kommen die Mini Kinder Muffins zum Einsatz.

Zutaten

150g Dinkelmehl
3 EL Olivenöl
100g Zucchini
150g Karotten
Schnittlauch (10 Stiele)
1 TL Backpulver
50g geriebenen Emmentaler
100ml Wasser
2 Bio Eier
Prise Salz und Pfeffer

Zubereitung: ca. 30 Minuten

1. Backofen bei 180 Grad vorheizen.

2. Das Gemüse waschen, schälen und reiben.

3. Schnittlauch kleinhacken.

4. Mehl mit Backpulver vermengen und Eier, Öl mit Wasser unterrühren.

5. Prise Salz und Pfeffer hinzugeben.

6. Gemüse und Käse mit der Teigmasse vermengen.

7. Mit einem Geschirrhandtuch die Flüssigkeit des Gemüseteigs ausdrücken und kleine Muffinförmchen auffüllen.

8. Im Backofen fünfzehn Minuten backen lassen.

9. Guten Appetit.

KALTE MELONEN PIZZA FÜR KINDER

Ihr Kind hat Lust auf eine Pizza? Es ist jedoch warm und Sie haben wenig Zeit und Lust? Versuchen Sie mit einer schnellen, leckeren, kalten Melonen Pizza.

Zutaten

½ Wassermelone (kleine)

1 Kiwi

1 reife Banane

100g Heidebeeren

Für Deko Weiße Schokoladenraspeln

Zubereitung: ca. 10 Minuten

1. Die Melone in zwei Scheiben schneiden. (Eventuell die Kerne entfernen)

2. Kiwi und Banane schälen und in kleine Stücke schneiden.

3. Beeren waschen und mit Kiwi und Bananen belegen.

4. Ein paar weiße Schokoraspeln (für Deko)

5. Genießen

SCHNELLES GESUNDES MITTAGESSEN

Manchmal muss es einfach nur schnell gehen, auch mit Kindern, daher haben wir bei uns ein leckeres und schnelles Mittagessen

Zutaten

250g Gnocchi

½ gerieben Hokkaidokürbis

100ml Gemüsefond

1 EL Olivenöl (Bio)

Milch

Zubereitung: ca. 20 Minuten

1. Topf mit Olivenöl erhitzen.
2. Jetzt den Kürbis in kleine Späne reiben.
3. Die Gnocchi in dem vorgeheizten Topf anbraten und die Kürbisspäne dazugeben.
4. Mit Brühe ablöschen und köcheln lassen.
5. Zum Schluss einen kleinen Schuss Milch hinzugeben, damit eine cremige Sauce entsteht.
6. In kleine Teller umfüllen und servieren.
7. Genießen.

CARBONARA FÜR KINDER

Jeder kennt diese Pasta, cremige und sehr lecker, damit die Carbonara Pasta auch wirklich gesund ist, machen wir sie selbst.

Zutaten

1 Zucchini

1 Scheibe Schinken (gekocht)

1 EL Olivenöl

3 EL Frischkäse

½ Becher Wasser

60g Nudeln

Petersilie

Zubereitung: ca. 35 Minuten

1. Zucchini waschen und in kleine Stücke schneiden,
2. Topf mit Olivenöl erhitzen und die Zucchini darin leicht anbraten mit Wasser ablöschen und garen lassen.
3. Schinken in kleine Stücke schneiden.
4. In der Zwischenzeit die Nudeln abkochen (die sollten sehr weich sein)
5. Petersilie waschen und kleinhacken.
6. Etwas Wasser von den Zucchini wegkippen.
7. Schinken - Stücke mit in den Topf geben.
8. Zum Schluss Petersilie und Frischkäse hineingeben (Es sollte nicht kochen, sondern erwärmen)
9. Nun die Zucchini - Schinken Sauce mit den Nudeln in kleine Teller umfüllen und den Kindern servieren.

LAVA - PASTA

Lava Pasta sind kleine leckere Nudeln mit einer Gemüsen Sauce. In kürze gemacht und ein echter Hingucker!

Zutaten

500g Karottensaft
3 Karotten
500g Nudeln (Vollkorn)
2 EL Dinkelmehl
3 Paprika (rot)
Prise Salz
4 EL Zitronensaft
250g Frischkäse
4 EL Butter
Salz und Pfeffer

Zubereitung: ca. 35 Minuten

1. Paprika und Karotten waschen.
2. Die Paprikas halbieren, entkernen und kleinschneiden.
3. Die Möhren schälen und grob raspeln.
4. Topf mit zwei EL Butter erhitzen.
5. Die restliche Butter mit dem Mehl in einer Rührschüssel vermengen und mit den Fingern krümeln.
6. Möhren und Paprika in dem vorgeheizten Topf andünsten
7. Mit Karottensaft ablöschen und köcheln lassen.
8. Mit Salz und Pfeffer würzen.
9. Nudeln währenddessen nach Packungsanweisung abkochen.

10. Nun die Mehl - Butter – Krümel unterrühren, Zitronensaft, Frischkäse hinzugeben und mit einem Stabmixer zu einer Sauce pürieren.

11. Nudeln abgießen, abtropfen und auf einen Teller legen. Mit Sauce dekorieren und servieren.

GESUNDE KINDERPIZZA MIT QUARK

Abwechslung beim Essen ist für die Kinder wichtig, natürlich muss es weiterhin sehr gesund sein.

Zutaten

15g Tomatenmark
50g Dinkelmehl
30g Magerquark
2 EL Olivenöl
½ TL Backpulver
15g Mozzarella (gerieben)
Belag nach Wahl

Zubereitung: ca. 40 Minuten

1. Backofen auf 180 Grad vorheizen
2. Magerquark mit dem Öl in eine Rührschüssel geben und miteinander verrühren.
3. Mehl und Backpulver vermengen und zu der Quarkmasse hinzugeben.
4. Mit den Händen gut verkneten.
5. Jetzt aus dem Teig kleine Mini – Pizza formen.
6. Die Pizza auf ein mit Backpapier belegtes Backblech legen.

7. Mit Tomatenmark bestreichen

8. Nun den ausgewählten Belag auf der Mini Pizza verteilen. Mit Käse bestreuen und für ca. 15 Minuten im Backofen backen lassen.

9. Überlassen Sie Arbeit Ihrem Kind/ Kindern

10. Nachdem die Pizza fertig gebacken hat, etwas abkühlen lassen Und genießen.

11. Guten Appetit.

GESUNDE KNUSPRIGE POLENTA - POMMES AUS DEM OFEN

Statt die fettigen Pommes aus dem Supermarkt oder von McDonalds, dann doch lieber selbst welche backen. Doch diesmal nicht die Standards aus Kartoffeln, sondern aus Polenta.

Zutaten

1 Knoblauchzehe

1 ¼ Liter Gemüsefond

350g Polenta

2 EL Hefeflocken

Prise Salz und Pfeffer

1 Handvoll Rosmarin

2 EL Olivenöl (Bio)

Zubereitung: ca. 55 Minuten

1. Backofen bei 200 Grad vorheizen.

2. Rosmarin waschen und kleinhacken.

3. Einen Kochtopf mit Brühe füllen und aufkochen lassen.

4. Kochtopf vom Herd entnehmen und unter ständigem Rühren Polenta dazugeben.

5. Die Knoblauchzehe schälen, zerdrücken und mit dem Olivenöl, Hefeflocken, Salz und bisschen Pfeffer hinzugeben.

6. Rosmarin beifügen.

7. Ein weiteres Mal auf dem Herd erhitzen.

8. Den Polenta Brei auf eine Küchenplatte streichen und abkühlen lassen.

9. Danach die Polenta in lange Stücke schneiden und auf einem Backblech mit einem ausgelegten Backpapier auslegen.

10. Mit etwas Öl die Pommes von beiden Seiten bestreichen und ca. 40 Minuten im Backofen backen lassen.

11. Servieren.

EIN KINDGERECHTES GULASCH

Hin und wieder mal Fleisch auf den Tisch, sollte auch nicht fehlen. Mit einem kindgerechten Gulasch wird es zum Kinderspiel

Zutaten

1 kleine Zwiebel
1,5 Liter Gemüsefond
2 Möhren
1kg Schweinebraten
2 EL Tomatenmark
1 EL Creme Fresh
1 kleine Dose Champignons
Prise Salz und Pfeffer
3 EL Senf
Olivenöl

Zubereitung: ca. 50 Minuten

1. Die Zwiebel schälen und in einem Topf mit Olivenöl andünsten.

2. Schweinebraten vom Fett befreien, kleinschneiden und mit in den Topf geben-

3. Sobald das Fleisch Farbe bekommt, würzen.

4. Nun das Fleisch mit Brühe ablöschen.

5. Die Möhren schälen und in Stücke schneiden.

6. Jetzt die Möhren mit den übrigen Zutaten in den Topf geben (außer Creme Fresh) und köcheln lassen.

7. Sobald das Fleisch gar ist in kleine Teller umfüllen. (Passende Menge für das Kind)

8. Kartoffeln können, dazu gegessen werden

9. Dieses Rezept ist etwas aufwendiger, somit ist es empfehlenswert mit etwas älteren Kindern zu kochen.

10. Hinweis: die Menge ist für vier Personen.

11. Servieren, guten Appetit.

HERZHAFTE WAFFEL AUS SPINAT

Statt süße Waffeln, warum nicht herzhafte Waffeln? Es braucht nicht immer Zucker oder ähnliche Süßungsmittel enthalten.

Zutaten

1 grüne Zwiebel
150g Butter (Bio)
4 Bio Eier
100ml Milch
500g Blattspinat (TK)
200g Dinkelmehl
100g geriebenen Käse
1 TL Backpulver
Prise Salz und Pfeffer

Zubereitung: ca. 30 Minuten

1. Die Zwiebel schälen, kleinhacken und mit 50g Butter in einer Pfanne andünsten.

2. Spinat hinzugeben und dünsten lassen.

3. Mit Pfeffer und Salz würzen.

4. In einer anderes Pfanne Mehl, Milch, Backpulver, Eier, restliche Butter und dazugeben.

5. Mit einem Kochlöffel den fertigen Spinat unterrühren.

6. Waffeleisen heizen und die Waffeln darin backen.

GEBRATENER REIS

Es brauchen nicht immer Nudeln oder Kartoffeln sein, ausgewogene und vielseitige Ernährung ist sehr wichtig.

Zutaten

250g TK Gemüsemischung

2 EL Kokosöl

2 Bio Eier

300g Reis

2 EL Sojasauce

Salz und Pfeffer

Zubereitung: ca. 25 Minuten

1. Den Reis nach Packungsanleitung abkochen.
2. Kokosöl in einer Pfanne erhitzen und das Gemüse darin braten.
3. Fertigen Reis zu dem Gemüse geben und ca. fünf Minuten mitbraten lassen.
4. Nun das Gemüse und den Reis beiseiteschieben und die Eier in der Mitte aufschlagen.
5. Jetzt die Eier stocken lassen.
6. Mit Salz und Pfeffer würzen und Soja hinzugeben.
7. Servieren, guten Appetit.

Gnocchi mit Hähnchen und Gemüse

Schnelle Pfanne, in nur wenigen Minuten ist das Essen fertig und kann serviert werden.

Zutaten

1 rote Zwiebel

150g Frischkäse

150g Kirschtomaten

350ml Gemüsefond

½ Zucchini

250g Hähnchen

2 EL Olivenöl (Bio)

250g Gnocchi

Salz und Pfeffer

Zubereitung: ca. 45 Minuten

1. Bratpfanne mit Olivenöl erhitzen. Hähnchenbrustfilet in kleine Stücke schneiden und darin anbraten.

2. Mit Pfeffer und Salz würzen.

3. Das Fleisch in ein Teller umfüllen und die Pfanne abspülen.

4. Die saubere Pfanne wieder mit Öl erhitzen und die Gnocchi darin anbraten.

5. In der Zwischenzeit das Gemüse waschen und kleinschneiden.

6. Zucchini und Zwiebeln zu den Gnocchi hinzufügen.

7. Frischkäse und Gemüsebrühe mit in die Pfanne geben und einige Minuten köcheln lassen.

8. Sobald die Sauce cremig geworden ist, die Tomaten und das Fleisch zu den Gnocchi - Pfanne hineingeben.

9. Einige Minuten köcheln lassen.

10. Bei Bedarf würzen.

11. In kleine Teller umfüllen und den Kindern servieren.

12. Guten Appetit.

EINFACHER REIBKUCHEN

Wer kennt sie nicht, leckere und schnelle Reibkuchen für Groß und Klein.

Zutaten

1 Zucchini (Bio)
3 EL Mehl
2 Eier
600h Kartoffeln
1 Knoblauchzehe
Olivenöl
Salz und Pfeffer

Zubereitung: ca. 40 Minuten

1. Kartoffeln und Zucchini schälen und reiben.
2. Flüssigkeit ausdrücken.
3. Knoblauchzehe pellen und kleinhacken.
4. Mehl, Knoblauch und Eier hinzugeben, mit Salz und Pfeffer würzen.
5. Pfanne mit Öl erhitzen und Kartoffel - Zucchini Masse von beiden Seiten goldbraun braten.
6. Schnittlauch kleinhacken und mit Sauerrahm vermengen.
7. Mit Pfeffer und Salz abschmecken
8. Servieren.

Spinatsauce mit Eiern und Kartoffeln

Viele Kinder umgehen gerne Gemüse und wollen nur Dinge essen, die denen schmecken, daher ist es empfehlenswert ihnen das so Schmackhaft und lecker zu gestalten, dass sie es problemlos essen.

Zutaten

300g Spinat
500g Kartoffeln
1 Zwiebel
2 TL Olivenöl
1 kleine Knoblauchzehe
15g Haferflocken
2 EL Mandelmus
120g Milch
3 Bio Eier
Salz und Pfeffer

Zubereitung: ca. 35 Minuten

1. Die Kartoffeln schälen und im Salzwasser garkochen.
2. Pfanne mit Öl erhitzen. Zwiebel und Knoblauch schälen, würfeln und darin andünsten.
3. Spinat waschen, abtupfen und mit in die Pfanne geben.
4. Eier abkochen.
5. In der Zwischenzeit Flocken, Milch und Mandelmus zu dem Spinat hinzufügen.
6. Die fertigen Eier mit kaltem Wasser abspülen, pellen, halbieren und in die Spinatsauce geben.

7. Kartoffeln abgießen und mit den Eiern und der Spinatsauce servieren.

8. Guten Appetit.

GESUNDER MILCHREIS FÜR KINDER

Es gibt viele verschiedene Rezepte zu Milchreis mit viel Zucker (gekauft) oder wenig Zucker. Es sollte jedoch sehr gut schmecken, auch mit wenig Zucker hier bekommen Sie ein einfaches, schnelles kindgerechtes Milchreis Rezept.

Zutaten

170g Milchreis

1 L Milch

1 EL Butter (Bio)

1 EL Xucker

Abrieb einer Zitrone

Zimt

Zubereitung: ca. 40 Minuten

1. Alle Zutaten zum Kochen bringen. (außer den Zimt)
2. Ca. 30 Minuten kochen lassen.
3. Vor dem Servieren mit Zimt beträufeln.
4. Guten Appetit.
5. Kann auch zum Frühstück gegessen werden.

SÜßKARTOFFELN STICKS FÜR KINDER

Süßkartoffeln sind eine super Alternative zu Kartoffeln. Die meisten Kindern lieben Kartoffeln in jeglicher Form. Da Süßkartoffeln wie der Name schon sagt sehr süß sind, kann das zum Hit werden.

Zutaten

600ml Wasser

1 TL Olivenöl

160g Maismehl

1 Süßkartoffel

Prise Salz

Zubereitung: ca. 40 Minuten

1. Die Süßkartoffel schälen, würfeln und in einem Kochtopf weichkochen.

2. Sobald die Kartoffeln fertig sind, pürieren und zur Seite stellen.

3. Wasser zum Kochen bringen und das Maismehl langsam zugeben und dabei rühren. Süßkartoffeln unterheben und mit etwas Salz würzen.

4. Auflaufform mit Papier auslegen, die Masse bestreichen und zwei Stunden im Kühlschrank kühlen lassen.

5. Danach den Backofen auf 200 Grad vorheizen und die Süßkartoffel - Masse in Sticks schneiden.

6. Backblech mit etwas Öl einfetten und die Sticks darin verteilen. Ca. zwanzig Minuten backen lassen und servieren.

7. Kann auch kalt gegessen werden.

8. Grüner Salat passt dazu.

BIRNEN - NUDELN

Birnen – Nudeln – immer kommt Fleisch, Wurst oder Gemüse zu den Nudeln, doch es geht auch mal anders, nämlich mit Obst.

Zutaten

2 Birnen

175g Frischkäse

100ml Gemüsebrühe

2 Fenchel

600g Nudeln

2 EL Olivenöl

100g Hartkäse

Salz

Zubereitung: ca. 20 Minuten

1. Wasser im Kochtopf zum Kochen bringen und die Nudeln darin kochen.
2. Fenchel waschen und kleinhobeln.
3. Die Birnen halbieren, entkernen und in kleine Stücke schneiden.
4. In einer Schüssel die Brühe, Frischkäse und ein Teil vom Hartkäse verrühren.
5. Nun eine Pfanne mit etwas Öl erhitzen die Fenchel darin anschwitzen und die Birnen hinzugeben.

6. Nach einigen Minuten die Käse Mischung zufügen und zwei Minuten köcheln lassen.

7. Nudeln abgießen und mit in die Pfanne geben.

8. Das fertige Gericht in die Teller umfüllen und mit dem restlichen Käse beträufeln.

9. Guten Appetit.

LECKERE UND SCHNELLER FISCHFRIKADELLEN

Statt Ihrem Kind gebratenen Fisch zu servieren, können Sie mit Frikadellen versuchen. Machen Sie gemeinsam mit Ihrem Kind das Rezept nach und Sie werden sehen, dass Ihr Kind Freunde am Essen bekommt.

Zutaten

250ml Milch
Petersilie (Handvoll)
4 Kartoffeln
1 EL Mehl
400g Seelachsfilet
1 EL Olivenöl
Prise Salz und Pfeffer

Zubereitung: ca. 45 Minuten

1. Kartoffeln schälen und abkochen.

2. Den Fisch in Würfel schneiden und in einer Pfanne anbraten. Milch hinzugeben und mit Salz und Pfeffer würzen.

3. Petersilie kleinhacken.

4. Sobald die Kartoffeln gar sind, das Wasser abgießen und stampfen. Nun den Seelachs zugeben und mit stampfen.

5. Petersilie zugeben und mit der Kartoffel – Fisch Masse vermengen.

6. Zu Bratlingen formen.

7. Im Mehl die Bratlinge panieren. Pfanne mit Olivenöl erhitzen und von beiden Seiten goldbraun braten.

8. Guten Appetit.

KARTOFFELN - BROKKOLI ÜBERBACKEN FÜR KINDER

Ofenkartoffeln mit Brokkoli ist nicht nur lecker, sondern auch sehr gesund. Backen und kochen Sie gemeinsam ein schnelles Mittagessen

Zutaten

1 kleine Brokkoli (Röschen)

4 Kartoffeln

1 Ei (Bio)

1 EL Senf

50g Käse (gerieben, nach Wahl)

Zubereitung: ca. 50 Minuten

1. Die Brokkoli säubern, in Röschen schneiden und im Wasser ca. vier Minuten kochen lassen und das Wasser anschließend abgießen.

2. Nun die Kartoffeln gut abwaschen und in einem Kochtopf bissfest kochen.

3. Jetzt die übrigen Zutaten vermengen und die Röschen hinzugeben.

4. Nachdem die Kartoffeln etwas abgekühlt haben, halbieren, das Innere aushobeln und zu der Brokkoli Mischung geben.

5. Die Kartoffeln mit der Masse befüllen und ca. 15 im Ofen backen lassen.

6. Guten Appetit.

KÜRBIS - REIS PFANNE

Ganz besonders im Herbst, kann man vieles mit Kürbis machen, denn da ist gerade die Saison Zeit.

Zutaten

½ Zucchini

½ Zwiebel

1 Liter Gemüsefond

¼ Kürbis (klein)

300g Reis (Risotto)

Olivenöl

Salz und Pfeffer

Zubereitung: ca. 35 Minuten

1. In einem Kochtopf die Brühe erhitzen und zur Seite stellen.

2. Nun die halbe Zwiebel schälen, kleinhacken und mit etwas Olivenöl in einem Topf anschwitzen.

3. Reis zugeben und mit dünsten lassen.

4. Gemüsebrühe hinzugeben und köcheln lassen bis der Reis die Brühe aufgesaugt hat.

5. Kürbis und Zucchini schälen, reiben und in einer Pfanne mit etwas Öl anbraten, danach das Gemüse zu dem Reis geben miteinander vermengen und mit Salz und Pfeffer würzen.

6. Servieren und genießen.

FISCHSTÄBCHEN SELBSTGEMACHT MIT KINDERN

Fischstäbchen kennt wahrscheinlich und hat auch jeder schon mal ausprobiert. Wussten Sie jedoch, dass die gekauften Fischstäbchen gar nicht so gesund sind?!

Zutaten

2 Bio Eier
2 EL Buchweizenmehl
5 EL Mais – Paniermehl
3 EL Rapsöl
300g Kabeljaufilet
1 TL Knoblauchpulver
Prise Salz und Pfeffer

Zubereitung: ca. 25 Minuten

1. Das Filet in Stäbchenform schneiden.
2. Holen Sie drei Schalen aus. In die erste Schale kommt das Buchweizenmehl, in die zweite die Eier und in das letzte Paniermehl.
3. Bevor die Fischstäbchen abwechselnd in die Schalen kommen, mit den Gewürzen würzen.
4. Pfanne mit Rapsöl erhitzen.
5. Nachdem die Stäbchen alles durchlaufen haben von beiden Seiten anbraten.
6. Servieren, gestampfte Kartoffeln passen dazu.
7. Guten Appetit.

KOHLRABI - SCHNITZEL FÜR KINDER

Schnitzel nicht aus Fleisch, sondern aus Gemüse bzw. Kohlrabi. Schnell und einfach hergestellt.

Zutaten

1 Ei
1 EL Sahne
3 EL Dinkelmehl
1 Kohlrabi
50g Paniermehl
Salz und Pfeffer

Zubereitung: ca. 25 Minuten

1. Das Kohl waschen und schälen.

2. Schneiden Sie den Kohlrabi in 1cm dicke Scheiben.

3. Kochen Sie den Kohlrabi zehn Minuten im kochenden Wasser bis sie gar sind.

4. Wasser abgießen, die Kohlrabi abtupfen und von beiden Seiten mit Salz und Pfeffer würzen.

5. Milch mit dem Ei vermengen und auf einen Teller geben. Zwei weitere Teller rausholen und das Dinkelmehl und Paniermehl darauf verteilen.

6. Die Schnitzel von beiden Seiten jeweils eintauchen und in einer vorgeheizten Pfanne goldbraun anbraten.

SELBSTGEMACHTE NUGGETS MIT SÜßKARTOFFELN

Ihr Kind liebt Nuggets essen und bekommt nicht genug von Ihnen? Versuchen Sie es mit frischem Hähnchenfleisch und wenig Fett.

Zutaten

2 Bio Eier
25g Parmesan
500g Hähnchenbrust (Filet)
3 EL Dinkelmehl
3 EL Semmelbrösel
Olivenöl
1 Knoblauchzehe
2 Süßkartoffeln
Salz und Pfeffer

Zubereitung: ca. 40 Minuten

1. Kartoffel schälen und in kleine Stücke schneiden.

2. Das Hähnchenbrustfilet in Nuggets schneiden (damit genauso aussehen.)

3. Für die Panierstraße benötigen Sie drei Schalen/ Schüsseln. In die erste Schale kommen die Eier mit Salz und Pfeffer würzen. In die zweite Schale kommen die Semmelbrösel, gepresste Knoblauch und Käse. Füllen Sie die letzte Schale mit Mehl. Die Rheinfolge der Panierstraße ist, erst Mehl, dann Eier und zum Schluss die Semmelbrösel.

4. Backofen auf 140 Grad vorheizen.

5. Nun die Nuggets und die Kartoffeln auf einem Backblech verteilen. Die Süßkartoffeln mit etwas Olivenöl, Salz und Pfeffer würzen.

6. Ca. 20 Minuten backen lassen.

7. Genießen, guten Appetit

Linseneintopf

Linsen kommen für die meisten Kindern nicht in Frage. Die wenigsten Kinder sind davon begeistert, doch mit diesem Linseneintopf wird sich das ändern!

Zutaten

300g Linsen (eingeweicht)
1 große grüne Zwiebel
1 EL Gemüsebrühe
1 Stange Lauch
2 Möhren
Olivenöl
Salz und Pfeffer
3 Bockwürstchen
1 Liter Wasser

Zubereitung: ca. 30 Minuten

1. Einen Kochtopf mit Olivenöl erhitzen.
2. Die Zwiebel schälen, würfeln und darin andünsten.
3. Möhren und Lauch waschen die Enden entfernen, kleinschneiden und mit zu den Zwiebeln geben.
4. Die Linsen abgießen und mit der Brühe und dem Wasser zu dem Gemüse geben.
5. Deckel verschließen und köcheln lassen bis die Linsen gar sind. Mit Salz und Pfeffer abschmecken.
6. Würstchen kleinschneiden (bei Bedarf) und zu dem Eintopf hinzugeben, erwärmen und servieren.

EINTÖPFE UND SUPPEN FÜR KINDER

ROTE TOMATEN SUPPE

Es werden sie alle kennen, die rote Tomatensuppe. Sie geht schnell und alle lieben sie.

Zutaten

3 EL Tomatenmark

125ml Gemüsefond

2 Datteln

1 Zwiebel

½ Knoblauch

2 große Tomaten

Salz und Pfeffer

Olivenöl

Zubereitung: ca. 25 Minuten

1. Ein großer Topf mit Öl erhitzen.

2. Zwiebel und Knoblauch schälen, kleinhacken und im Topf anschwitzen lassen.

3. In der Zwischenzeit die Tomaten waschen, würfeln und mit zu den Zwiebeln und dem Knoblauch geben.

4. Nun die Dattel entkernen, kleinhacken und mit dem Mark und der Brühe hinzugeben. Nach 10 Minuten kochen mit einem Stabmixer pürieren.

5. In kleine Teller umfüllen und den Kindern servieren.

6. Guten Appetit.

Schnelle grüne Suppe für Kinder

Eine leckere grüne Suppe mit sehr viel Gemüse und genau das Richtige für Ihr Kind.

Zutaten

1 Porree

150g grüne Erbsen

½ Brokkoli

4 Möhren

3 Kartoffeln

500ml Wasser

1 EL Gemüsebrühe

1 EL Butter (Bio)

Salz und Pfeffer

Zubereitung: ca. 15-20 Minuten

1. In einem großen Topf die Butter erhitzen.

2. Kartoffeln und Möhren schälen und mit dem übrigen Gemüse kleinschneiden.

3. Die Zwiebel im Topf andünsten. Das restliche geschnittene Gemüse und die Kartoffeln hinzugeben. Mit Wasser und Gemüsebrühe ablöschen und mit Salz und Pfeffer abschmecken.

4. Zum Schluss die grünen Erbsen zugeben, köcheln lassen und am Ende pürieren.

5. Guten Appetit.

PINKE FARBENFROHE SUPPE

Kinder essen ungern Rote Bete. Mit einer pinken Suppe können Sie Ihr Kind vom Gegenteil überzeugen.

Zutaten

100g Knollensellerie
100g Möhren
100g Kartoffeln
100g Bio Äpfel
100g Rote Bete
100ml Sahne
Gemüsefond
Salz und Pfeffer
Frische Kräuter

Zubereitung: ca. 1 Std. 5 Minuten

1. Das Gemüse und die Kartoffeln schälen, waschen, kleinschneiden bzw. in Stifte und in ein Kochtopf geben. Mit Gemüsebrühe bedecken.

2. Jetzt die Suppe aufkochen. In der Zwischenzeit die Äpfel, waschen schälen, entkernen, kleinschneiden und mit zu dem Gemüse zugeben

3. Mit einem geschlossenen Deckel ca. eine ¾ Stunde kochen lassen.

4. Zum Ende Sahne hinzugeben, aufkochen und servieren. Mit Salz und Pfeffer abschmecken und mit frischen Kräutern dekorieren.

MÖHREN - ORANGEN SUPPE FÜR KINDER

Manchmal muss es sehr schnell gehen, ganz besonders wenn viele Termine anstehen. Mit dieser Suppe sparen Sie viel Zeit.

Zutaten

250ml gepressten Orangensaft
1 Liter Gemüsebrühe
300g Zwiebeln (klein)
12 Möhren
Salz und Pfeffer
4 EL Bio Butter

Zubereitung: ca. 20 Minuten

1. Kochtopf mit Butter erhitzen.

2. Die Zwiebeln schälen, kleinhacken und im Topf anschwitzen.

3. Möhren schälen, kleinschneiden und mit Gemüsebrühe zu den Zwiebeln dazugeben und köcheln lassen. Suppe beiseitestellen, abkühlen und durch ein Sie in eine Rührschüssel füllen.

4. Die übrigen Stücke zurück in den Kochtopf geben und mit ein wenig Suppe köcheln. Währenddessen solange rühren, bis das Gemüse püriert ist. Den Saft und die restliche Brühe zugeben und weitere Minuten köcheln lassen, abschmecken und servieren

BLAUE SUPPE

Warum keine Suppen in der Lieblings Farbe? Falls Sie mit Ihrem Sohn kochen, probieren Sie es aus.

Zutaten

1 Zwiebel rot

800ml Gemüsebrühe

100ml Sahne

250g blaue Kartoffeln

Salz und Pfeffer

Etwas Zitronensaft

Zubereitung: ca. 25 Minuten

1. Kartoffeln schälen und in Scheiben schneiden.

2. Die Zwiebeln schälen, würfeln und den Kartoffeln und der Brühe in den Topf geben, aufkochen, pürieren und mit Sahne verfeinern.

3. Mit Salz und Pfeffer abschmecken, servieren.

4. Guten Appetit.

GELBE SONNENSUPPE

Jedes Kind kennt die Sonne, richten Sie mit Ihrem Kind oder Kindern ein leckere Sonnensuppe an.

Zutaten

Gemüsekürbis
600ml Gemüsebrühe
½ Zwiebel
1 Knoblauchzehe
3 Scheiben Frühlingsspeck
1 EL Olivenöl
50g Doppelrahmfrischkäse
1 EL Kürbiskerne
Pfeffer und Salz

Zubereitung: ca. 25 Minuten

1. Öl im Topf erhitzen.

2. Zwiebel und Knoblauch schälen, kleinhacken und im Topf anschwitzen.

3. Kürbis schälen, zerteilen und dazugeben.

4. Nun die Brühe hinzugeben und mit Salz und Pfeffer würzen. Mit einem geschlossenen Deckel kochen lassen.

5. Währenddessen Speck würfeln und in einer Pfanne mit den Kernen anbraten und beiseitestellen. Die Suppe mit einem Stabmixer pürieren und mit dem Speck und den Kernen servieren.

KINDER KARTOFFELSUPPE

Ob im Kindergarten kochen mit Kindern oder zu Hause. Eine leckere und schnelle Kartoffelsuppe.

Zutaten

2 Becher Creme Fresh/ Schmand
1kg Kartoffeln
1kg Karotten
Gekörnte Gemüsebrühe
Bund Frühlingszwiebeln
Salz und Pfeffer
Bei Bedarf eine Dose Würstchen

Zubereitung: ca. 30 Minuten

1. Kartoffeln und Karotten schälen, waschen und kleinschneiden.
2. Karotten und Kartoffeln in ein Topf geben und mit Wasser auffüllen, sollte nicht bedeckt sein.
3. Etwas mit Pfeffer und Salz würzen.
4. Frühlingszwiebeln waschen, in Ringeschneiden und zu der Suppe geben. Mit einem geschlossenen Deckel kochen lassen.
5. Sobald Kartoffeln und Karotten gar sind, pürieren und gekörnte Gemüsebrühe zugeben.
6. Schmand oder Creme Fresh unterrühren.
7. Bei Bedarf Würstchen hinzugeben.
8. Guten Appetit.

SCHNELLE FUßBALL KLÖßCHEN SUPPE

Eine leckere Fußball Klößchen Suppen für jeden Fußballliebhaber.

Zutaten

125ml Milch

45g Gries

1 TL Bio Butter

1 Liter Wasser

500g Suppengrün (Möhren, Petersilie, Sellerie & Lauch)

1 Eigelb

¼ g Schnittlauch

Fleisch – Suppe (von Maggi)

Salz und Pfeffer

Zubereitung: ca. 40 Minuten

1. Das Gemüse (Suppengrün) schälen und schneiden. Einen Kochtopf mit Wasser füllen Fleisch Suppe darin auflösen und das Gemüse dazugeben. Petersilie kleingehackt beiseitestellen.

2. In einen Topf die Milch, Butter, Salz und Pfeffer hinzugeben, Gries unterrühren, dabei mit einem Löffel rühren. Danach abkühlen lassen.

3. Nachdem das abgekühlt hat Eigelb und Petersilie unterrühren. Mit einem kleinen Löffel zwölf kleine Fußball – Klöße

abstechen und mit Händen formen. Jetzt die fertig geformten Klößchen in die Suppe geben, ziehen lassen und servieren. Schnittlauch kleinhacken und zum Dekorieren verwenden.

KICHERERBSEN - WÜRSTCHEN SUPPE

Meistens kocht man Eintöpfe aus Kichererbsen, doch hier werden wir eine schnelle Suppe zubereiten.

Zutaten

200g Möhren
350g Wirz
1 Dose Kichererbsen
150g Porree
2 Wiener Würstchen
75 Speck in Würfel
1,5 Liter Gemüsebrühe
Salz und Pfeffer

Zubereitung: ca. 25 Minuten

1. Lauch waschen und in Ringe schneiden. Möhren schälen und kleinschneiden. Den Wirz säubern und in Streifen hacken.
2. Die Erbsen in einem Sieb umfüllen und abtropfen lassen.
3. Pfanne erhitzen und Speckwürfel darin anbraten. Gemüse zufügen und die Brühe nachgeben. Mit einer Prise Salz und Pfeffer abschmecken. Die Würstchen kleinschneiden und am Ende zu der Suppe geben. Nach zwei Minuten servieren.
4. Guten Appetit

CREMIGE MAIS - SUPPE

Haben Sie schon mal mit Ihren Kindern eine cremige Mais Suppe ausprobiert? Nein? Dann tun Sie es jetzt.

Zutaten

1 Möhre

2 rote Zwiebeln

¼ Sellerie

2 Knoblauchzehen

½ Porree

2 Mais Dosen

600ml Wasser

50g Bio Butter

1 Becher Schlagsahne

2 TL Olivenöl

Salz und Pfeffer

1 TL Gemüsebrühe

Zubereitung: ca. 20 Minuten

1. Die Sellerie, Möhren, Zwiebeln, Knoblauch und Porree waschen, kleinschneiden und in einem Kochtopf mit Butter anbraten. Brühe, Wasser Salz und Pfeffer hinzugeben und pürieren.

2. Zum Schluss die pürierte Masse durch ein Sieb leiten und zurück in einen heißen Topf geben.

3. Einige Minuten köcheln lassen und die Sahne zufügen. Mit Mais garnieren.

4. Guten Appetit.

SCHNELLE NUDELSUPPE FÜR KINDER

Nudeln hat man fast immer zu Hause. Wenn es schnell gehen muss, ist eine Nudelsuppe die schnellste Variante.

Zutaten

½ Liter Wasser

100g Nudeln (nach Wahl)

1 Suppengemüse Würfel

200g TK Gemüsemischung

Zubereitung: ca. 8 Minuten

1. Kochtopf mit Wasser auffüllen zum Kochen bringen Gemüse - Würfel drüber träufeln und mit dem Gemüse aufkochen.
2. Nudeln hinzugeben und fünf weitere Minuten kochen lassen.
3. Servieren.
4. Guten Appetit

WEIßE MILCH SUPPE

Mag Ihr Kind gerne Milchsuppe essen? Dann probieren Sie dieses Rezept aus.

Zutaten

1 Liter Milch

Prise Salz

Prise Kümmel

40g Bio Butter

50g Dinkelmehl

Zubereitung: ca. 40 Minuten

1. In einem Kochtopf ½ Liter Milch zum Kochen bringen.
2. Nun mit Kümmel und Salz würzen.
3. Den restlichen halben Liter Milch mit dem Mehl vermengen und mit in den Topf geben.
4. Ca. 30 Minuten kochen lassen und in kleinen Tellern servieren.

STERNCHEN - SUPPE FÜR KINDER

Ob eine schnelle Nudelsuppe oder ein Sternchen/ ABC Suppe beides ist gleich schnell zubereitet.

Zutaten

1 Tasse/ Becher Sternchen (Teigwaren können auch ABC genutzt werden)

500ml Gemüsebrühe

1 Karotte

Zubereitung: ca. 10 Minuten

1. Die Brühe im Topf zum Kochen bringen.
2. Die Möhre reiben oder kleinschneiden und zu der Gemüsebrühe zugeben.
3. Nun auch die Sternchen in die Suppe geben und ca. fünf Minuten kochen lassen.
4. Servieren.

KOKOSMILCH - KÜRBIS SUPPE

Eine cremige Kokos- Kürbissuppe, schmeckt nicht nur leicht salzig, sondern auch durch die Kokosmilch leicht süß. Bereiten Sie mit Ihrem Kind eine cremige Suppe zu.

Zutaten

1 Dose Kokosmilch
1 kleine Zwiebel
1 Knoblauchzehe
Gemüsebrühe
1 Kürbis (Hokkaido)
1 Ingwer (klein)
Bei Bedarf Zimt
Etwas Olivenöl

Zubereitung: ca. 25 Minuten

1. Kürbis, waschen, schälen, das Innere entfernen und in kleine Stücke schneiden.

2. Zwiebel und Knoblauch schälen, kleinhacken und in einem Kochtopf mit etwas Olivenöl anschwitzen.

3. Die Haut der Ingwer entfernen, in Stücke teilen und mit in den Topf geben.

4. Nun die Kürbis Stücke zugeben, mit Wasser bedecken, Brühe unterrühren und kochen lassen.

5. Jetzt die Kokosmilch in die Suppe geben und mit einem Stabmixer pürieren. Bei Bedarf mit Zimt beträufeln. In kleine Teller umfüllen und den Kindern servieren.

SÜßE SÜßKARTOFFEL - SUPPE

Eine gesunde süße Suppe. Ihr Kind liebt alles was süß ist? Dann probieren Sie es mit Süßkartoffeln.

Zutaten

1 Zwiebel
4 Süßkartoffeln (groß)
3 EL Mandelsplitter
2 Zehen Knoblauch
Olivenöl
4 Karotten
1 ganz kleine Ingwer
3 EL Gemüsefond
100ml Sahne

Zubereitung: ca. 25 Minuten

1. Kartoffeln und Karotten schälen und in kleine Würfel schneiden-

2. Knoblauchzehen, Ingwer und die Zwiebel schälen und kleinhacken. Nun die Zwiebeln, Knoblauch und Ingwer in einem Topf mit etwas Öl anschwitzen. Süßkartoffeln und Kartoffeln hinzufügen.

3. Danach Wasser hinzugeben bis das Komplette Gemüse verdeckt ist. Brühe zugeben und zum Kochen bringen.

4. Sobald das Gemüse bissfest ist, Sahne zugeben und mit einem Stabmixer pürieren und Gewürzen abschmecken, und den Kindern servieren.

5. Guten Appetit.

PILZSUPPE MIT SAHNE

Kochen Sie mit Ihrem Kind/ Kindern gemeinsam eine leckere Waldpilzsuppe. Sie können vorher auch, die selbst mit den Kindern sammeln gehen, falls die Möglichkeit besteht.

Zutaten

2

Karotten

2 grüne Zwiebeln

250g Kartoffeln

1 Liter Gemüsebrühe

400g Waldpilze

Etwas Olivenöl

200ml Sahne

Kräuter (Nach Bedarf)

Prise Salz und Pfeffer

Zubereitung: ca. 30 Minuten

1. Topf mit etwas Öl erhitzen.

2. Möhren, Zwiebeln, Kartoffeln schälen, würfeln und im Topf andünsten

3. Nun die Brühe dazugeben.

4. Danach die Pilze putzen und mit in die Suppe geben. Ca. zwanzig Minuten kochen lassen.

5. Anschließend Sahne zugeben und mit Salz und Pfeffer würzen. In kleine Teller umfüllen und mit Kräutern dekorieren.

EINFACHER- BUNTER EINTOPF FÜR KINDER

Statt eine leckere und gesunde Suppe, darf es auch ein Eintopf speziell für Kinder sein

Zutaten

100g Erbsen
200g Suppennudel
50g Creme Fresh oder Schmand
2 Möhren
2 Kartoffeln
1kg Fleisch (Rind)
1,5 Liter Wasser

Zubereitung: ca. 50 Minuten

1. Für die Brühe das Rindfleisch in einem großen Kochtopf mit Wasser aufkochen. Eine halbe Stunde garen lassen.
2. Herausnehmen und in kleine Stücke schneiden.
3. Währenddessen die Brühe abkühlen lassen, das Gemüse schälen, würfeln und mit dem Fleisch und den Erbsen zurück in die Rinderbrühe geben. Weitere fünfzehn Minuten köcheln lassen. Danach die Suppennudeln hinzufügen und köcheln lassen.
4. Mit Creme Fresh oder Schmand und etwas Salz abschmecken.
5. In kindgerechten Tellern servieren.
6. Guten Appetit.

EINTOPF MIT LECKEREN FLEISCHBÄLLCHEN

Ein perfektes Mittagessen oder Abendessen für Sie und Ihr Kind/Kinder.

Zutaten

1 Becher Erbsen
3 Karotten
2 Kartoffeln
Etwas Olivenöl
100g Hackfleisch (gemischt)
Etwas Mehl (Vollkorn)
300ml Wasser
Salz und Pfeffer

Zubereitung: ca. 25 Minuten

1. Kochtopf mit etwas Öl erhitzen

2. Karotten und Kartoffeln schälen würfeln und im Topf anbraten mit Mehl beträufeln und Wasser zugeben. Ca. fünf Minuten köcheln lassen. Erbsen hinzugeben.

3. Das Hackfleisch zu Bällchen formen und zu dem Gemüse geben.

4. Mit Salz und Pfeffer abschmecken.

RHABARBER - EINTOPF FÜR KINDER

Rhabarber Gerichte schmecken besonders an Saison Zeiten.

Zutaten

150g Kohlrabi
75g Möhren
10g Kapern
2 EL Olivenöl
250g Rhabarber
150ml Gemüsebrühe
25g Xucker
1 Liter Wasser
1 EL Grenadine
400g Kartoffeln (gekocht)
Salz und Pfeffer

Zubereitung: ca. 45 Minuten

1. Die Kartoffeln schälen und in Scheiben schneiden. Die Karotten, den Rhabarber und die Kohlrabi putzen und in Würfel oder Stücke kleinschneiden.

2. Xucker in einem Kochtopf karamellisieren und die Rhabarber in den Topf geben und einige Minuten weichdünsten. Gemüsebrühe, Wasser und Kartoffeln Scheiben zu dem Rhabarber in den Kochtopf zugeben und eine halbe Stunde kochen lassen.

3. Mit Salz und Pfeffer würzen

4. Ein Sieb mit einem Mulltuch auslegen und die Kartoffeln mit der Gemüsebrühe und dem Rhabarber in einen anderen Kochtopf gießen.

5. Nun die Kartoffeln mit einer Schaumkelle ausdrücken. Die aufgefangene Brühe (es sollte ca. 1,2 Liter sein) in einem Kochtopf mit Grenadinen aufkochen.

6. Karotten, Kartoffeln und Kohlrabi hinzugeben und auf niedriger Hitze garen lassen.

7. Nun die Kapern austropfen (in einem Sieb) mit Öl vermengen.

8. Zum Schluss den Eintopf in tiefe Schalen oder Teller umfüllen und mit Kapern beträufeln, servieren.

9. Guten Appetit

SCHNELLE KÄSE - SUPPE

Eine fantastische schnelle und einfache Käsesuppe. Mit nur wenig Zutaten zu einer köstlichen Suppe.

Zutaten

1

grüne Zwiebel

5 Kartoffeln

500g Hackfleisch (vom Rind)

2 Pakete Schmelzkäse

(Kräuter)

Lauch 4 Stangen

Prise Salz und Pfeffer

Etwas Olivenöl

Zubereitung: ca. 30 Minuten

1. Den Porree waschen, die Enden entfernen und in Ringe schneiden.

2. Die grüne Zwiebel schälen und in Würfel schneiden.

3. Nun die Kartoffeln schälen, waschen und in Stücke schneiden.

4. Kochtopf mit Öl erhitzen und die Zwiebeln und das Hackfleisch darin anbraten.

5. Jetzt die Kartoffeln und den Porree in den Kochtopf zugeben und anschwitzen lassen.

6. Mit Wasser ablöschen. (Das Fleisch und das Gemüse sollte bedeckt sein.)

7. Zum Ende den Käse hinzugeben.

8. In kleine Teller umfüllen und den Kindern servieren.

9. Guten Appetit.

ZUCKERFREIES SÜßES & HERZHAFTES BACKEN MIT KINDERN

SELBSTGEMACHTE SCHNELLE KINDER - BERLINER

Jeder kennt sie, leckere Berliner vom Bäcker oder vom Stand. Da die Berliner reich an Zucker sind, backen wir sie selber nach.

Zutaten

5g Trockenhefe

150ml Milch (kann auch Pflanzlich sein)

3 EL Erdbeermarmelade (zuckerfrei)

300g Dinkelmehl

¼ TL Vanille gemahlen

7 EL Ahornsirup

Zubereitung: ca. 1 Std 30 Minuten

1. Hefe, Mehl und Vanille in einer Rührschüssel geben Milch und Sirup unterrühren.

2. Nun die Teigmasse eine Stunde gehen lassen.

3. Danach den Ofen vorheizen.

4. Blech mit Backpapier auslegen, Teig zu kleinen Kugeln formen und im Backofen fünfzehn Minuten backen lassen.

5. Die ungesüßte Marmelade in einen Spritzbeutel umfüllen und in die kleinen Berliner damit auffüllen.

6. Wer auf Puderzucker besteht, sollte auf Puderxucker wechseln. (ist ein Zucker Ersatz)

ZUCKERFREIE MUFFINS FÜR KINDER

Die meisten Muffins bestehen zum Größtenteils aus Zucker, was bei Kindern Karies verursacht, mit diesem zuckerfreien Muffin – Rezept braucht keiner verzichten.

Zutaten

150g Dinkelmehl (Vollkorn)

1 ½ EL Backpulver

1 reife Banane

50g Kokosflocken

150ml Mineralwasser (mit Kohlensäure)

1 EL Kokosöl (flüssig)

Zubereitung: ca. 55 Minuten

1. Die Banane in einer Rührschüssel zerdrücken.
2. Nun Mehl, geschmolzenes Kokosöl, Backpulver und Flocken hinzugeben.
3. Zum Schluss das Wasser zugeben miteinander vermengen und die Förmchen auffüllen.
4. Bei 180 Grad im Backofen 30 Minuten backen lassen.
5. Abkühlen und genießen.

WAFFELN FÜR KINDER

Auch Waffel sind in kürzester Zeit fertig zum Servieren. Probieren Sie unsere leckeren und schnellen Waffeln aus.

Zutaten

1 Banane

200ml Mineralwasser

1 EL Olivenöl

100g Buchweizenmehl

100g Dinkelmehl

Zubereitung: ca. 25 Minuten

1. In eine Rührschüssel die Banane geben und mit einer Gabel zerdrücken.

2. Nun die übrigen Zutaten hinzugeben miteinander vermengen und kurze Zeit ruhen lassen.

3. Waffeleisen vorheizen, backen und servieren.

4. Guten Appetit.

LUSTIGE TEIGTASCHEN ZUM MITNEHMEN

Damit die Teigtaschen nicht einfach nur Teigtaschen sind, haben wir für Ihr Kind/ Kindern kreative Teigtaschen gebacken, probierts selbst aus. Eignet sich super für ein Picknick.

Zutaten

1 Ei (Bio)

100g Fetakäse

70g Kirschtomaten

Blätterteigrollen (2 Stück)

Salz und Pfeffer

Zubereitung: ca. 35 Minuten

1. Für die kreativen Taschen müssen Sie erst mit Ihrem Kind eine Schablone ausdrucken. Das wäre hier ein Hundeknochen.

2. Schneiden Sie nun den Konchen aus und legen Sie ihn auf das Backpapier. Zeichnen Sie nun den Umriss auf dem Backpapier und schneiden Sie diesen erneut aus.

3. Legen Sie nun den Knochen auf den ausgerollten Teig und schneiden Sie es aus.

4. Wiederholen Sie es so oft bis der Teig verbraucht ist. (es sollte 8 Hundeknochen sein)

5. Waschen und schneiden Sie die Tomaten klein und tun Sie die übrigen Zutaten (außer das Ei) dazu. Nun verteilen Sie die Tomaten - Feta Masse auf vier Knochen und legen die restlichen Knochen darauf und drücken sie mit der Gabel fest. Bestreichen Sie nun die Teigtaschen mit dem aufgeschlagenen Ei und lassen Sie es für zwanzig Minuten bei 175 Grad im Backofen backen.

6. Servieren

HERZHAFTE MINIKÜCHLEIN FÜR KINDER

Ein kleines und herzhaftes Küchlein ist schon etwas Schönes, eignet sich super für Zwischendurch oder für eine Party.

Zutaten

100ml Olivenöl
250ml Buttermilch oder Kefir
1 Ei (Bio)
250g Dinkelmehl
Salz und Pfeffer
Kräuter (gehackt)
50g Käse oder Schinken (Stücke)
2 TL Backpulver

Zubereitung: ca. 35 Minuten

1. Backofen bei 180 Grad vorheizen.
2. Ei, Öl, Buttermilch oder Kefir, Kräuter, Salz und Pfeffer miteinander vermengen.
3. Dinkelmehl mit Backpulver vermischen und mit in die Schüssel geben und verrühren.
4. Schinken Stücke unterrühren und die Miniförmchen damit auffüllen.
5. Wer mag kann statt Schinke Käse verwenden.
6. Nun die Min- Küchlein zwanzig Minuten backen lassen.
7. Guten Appetit

ZUCKERFREIE - HAFERFLOCKEN KEKSE

Kekse gehen immer! Zum Mitnehmen oder auch so essen. Highlight für jedes Kind. Probieren Sie es mit Ihrem Kind aus.

Zutaten

120g Aprikosen (getrocknet)
1 großen Apfel
90ml Kokosöl
90ml Mandelmilch
1 EL Zitronensaft (gepresst)
270g Vollkornmehl
180g Haferflocken
Prise Salz

Zubereitung: ca. 40 Minuten

1. Backofen auf 180 Grad vorheizen.
2. Apfel waschen, schälen, entkernen und raspeln.
3. Zitronensaft über die Äpfel träufeln.
4. Nun die getrockneten Aprikosen kleinschneiden und mit dazugeben.
5. Die übrigen Zutaten in eine Rührschüssel geben und miteinander vermengen.
6. Jetzt die Früchte Mischung unterrühren. Alles gut verrühren und zu Keksen formen.
7. Auf einem Backpapier belegten Blech die Kekse verteilen und zwanzig Minuten backen lassen und genießen!

ZUCKERFREIE DINOS - KEKSE

Dino Kekse sind sehr attraktiv und werden gerne von bei Kindern gesehen.

Zutaten

50g Kokosflocken

180g Dinkelmehl

1 Banane (reif)

1 TL Backpulver

50g Kokosöl (Bio)

Zubereitung: ca. 30 Minuten

1. Das Blech mit Backpapier auslegen und den Backofen auf 180 Grad vorheizen.

2. Eine reife Banane in eine Rührschüssel geben und mit einer Gabel zerdrücken.

3. Nun die übrigen Zutaten zu der Banane geben und miteinander vermengen.

4. Zum Schluss den Keksen – Teig auf einer bemehlten Arbeitsfläche ausrollen und Dinos ausstechen (können auch andere Figuren sein)

5. Nun die Kekse zehn Minuten im Ofen backen lassen.

MÖHREN MUFFINS MIT BEEREN

Ein leckerer und gesunder Mix aus Obst und Gemüse.

Zutaten

100g Apfelmark

25g Dinkelmehl

1 Bio Ei

½ TL Backpulver

75g Beeren (Himbeeren und Heidebeeren)

50g Naturjoghurt (fettarm)

1 Karotte (geraspelt)

Prise Zimt

Zubereitung: ca. 50 Minuten

1. Als erstes den Backofen auf 180 Grad vorheizen.

2. Danach 10 Förmchen für die Muffins vorbereiten.

3. Die Möhre raspeln und mit den trockenen Lebensmitteln vermengen.

4. Jetzt den Joghurt mit dem Ei und dem Mark unterrühren und gut vermischen.

5. Bevor die Muffins in den Backofen kommen, die Beeren unterheben.

6. Die Förmchen mit der Teig Masse auffüllen und Beeren darüber verteilen.

7. Ca. zwanzig Minuten backen lassen.

8. Abkühlen und genießen.

ZUCKERFREIE KNABBER BRÖTCHEN FÜR KINDER

Braucht Ihr Kind öfters etwas zu knabbern? Versuchen Sie es mit unseren Knabber – Brötchen.

Zutaten

100g Äpfel
400g Dinkelmehl
1 Päckchen Hefe (trocken)
90ml Hafermilch
50ml Öl (pflanzlich)
100g Karotten
Prise Salz
90ml Wasser

Zubereitung: ca. 1 Std 45 Minuten

1. Trockenhefe, Hafermilch, Dinkelmehl, Pflanzenöl in eine Rührschüssel geben, zu einem Teig verrühren und kneten.

2. An einem warmen Ort die Teig Masse eine halbe Stunde ruhen lassen.

3. Die Karotte und Äpfel waschen, entkernen und raspeln. Jetzt die Möhren mit den Äpfeln zu dem Teig hinzugeben und ein weiters Mal verkneten.

4. Zu Kugeln formen und auf dem Backpapier ausgelegten Blech legen.

5. Jetzt die Teig Kugeln mit einem Tuch bedecken und ca. dreißig Minuten ruhen lassen.

6. Danach die Zuckerfreie Brötchen für 25 Minuten im Backofen backen lassen.

7. Abkühlen lassen und servieren.

GESUNDER GEBURTSTAGSKUCHEN FÜR KINDER

Jedes Mal am Geburtstag muss ein neuer Kuchen her! Wir haben für Ihr Kind den passenden Kuchen herausgesucht.

Zutaten

200g gemahlene Haselnüsse

1 großen Apfel

250g Karotte

125g Dinkelmehl

3 EL Rosinen

80g Ahornsirup

125ml Mandelmilch

1 ½ EL Backpulver

1 EL Zitronensaft

100ml Pflanzenöl

Etwas Zimt

Glasur

200g Joghurt (griechisch)

100g Frischkäse

1 TL Vanille (gemahlen)

1 EL Ahornsirup

Zubereitung: ca.1 Std 25 Minuten

1. Den Ofen auf 180 Grad vorheizen.

2. In der Zwischenzeit Karotten und Apfel, putzen, entkernen raspeln und in einer Rührschüssel mit etwas Zitronensaft und Rosinen vermengen.

3. In einer weiteren Schüssel die trocknen Zutaten vermischen. Nun die nassen/ flüssigen Lebensmittel zugeben. (Möhren und Apfel gehören auch dazu)

4. Jetzt die Teigmasse in eine Springform umfüllen und 1 Stunde im Ofen backen lassen.

5. Für die Glasur die Zutaten mit einem Handmixer verrühren und über den warmen Kuchen gießen.

6. Vor dem Servieren, abkühlen lassen.

7. Guten Appetit.

SCHNELLE FRUCHTIGE UND SÜẞE KINDER DESSERTS

ZUCKERFREIE SCHOKO - PUDDING

Auch Dessert dürfen bei Kindern nicht fehlen. Jedes Kind liebt etwas süßes, ob es beim Backen ist oder ein leckerer Pudding.

Zutaten

30g Schokolade (dunkle)

15g Birkenzucker

30g ungesüßter Kakao

500ml Pflanzenmilch (z.B Mandelmilch, Cashewmilch)

30g Maisstärke

150g Beeren nach Wahl

150g veganen Joghurt (Kokosgeschmack)

Zubereitung: ca. 10 Minuten

1. Sechs Esslöffel Milch nehmen und mit dem Birkenzucker, Kakaopulver und Stärke vermengen.

2. Die übrige Milch in einem Kochtopf aufkochen.

3. Die Kakaomischung unterheben und eine Minute bei niedriger Hitze köcheln lassen. Währenddessen rühren.

4. Nach einer Minute kochen den Schokopudding in Schälchen umfüllen und eine Stunde kühlen lassen.

5. Den Kindern servieren, mit ausgewählten Beeren und dem Kokosjoghurt verzieren.

6. Genießen.

SCHNELLES GEMÜSE - OBST DESSERT

Für dieses Dessert benötigt man keine Milchprodukte, ob tierisch oder pflanzlich, denn dieses Dessert besteht hauptsächlich aus Obst und Gemüse.

Zutaten

2 rote Äpfel

400g Möhren

2 TL Honig

1 Bio Orange

Etwas Haferflocken

1 TL Öl z.B Rapsöl

Zubereitung: ca. 15 Minuten

1. Die Möhren und Äpfel putzen, schälen und reiben.

2. Nun das geriebene Obst und Gemüse in eine Schüssel geben.

3. Die Orange auspressen und den Saft drüber träufeln.

4. Honig, Öl und etwas Flocken zugeben verrühren und in kleinen Schälchen servieren.

APFEL - PFANNEN DESSERT

Es sieht wie ein Kuchen aus, ist es aber nicht ein schnelles leckeres Apfel Dessert aus der Pfanne.

Zutaten

125ml Buttermilch oder Kefir
2 Bio Eier
4 säuerliche Äpfel
Etwas Zimt
Prise Xucker
50g Fruchtmüsli
120g Dinkelmehl
Schuss Mineralwasser
Etwas Öl

Zubereitung: ca. 20 Minuten

1. Die Bio Eier, das Mehl, das Fruchtmüsli, Mineralwasser und die Buttermilch vermengen.
2. Äpfel waschen, schälen, entkernen in Spalten schneiden und unter den Teig rühren.
3. Eine Pfanne mit etwas Öl erhitzen den Teig hinzugeben und von beiden Seiten goldbraun backen lassen.
4. Mit Xucker und Zimt beträufeln.
5. Servieren.
6. Tipp: Dazu passt auch eine Vanillesauce.

Gesunde Kinder - Country Dessert

An jeder Kasse liegen kleine Kinder – Country die Versuchung die leckeren Riegel einfach liegen zu lassen, fällt einigen Kindern schwer. Mit unseren leckeren und selbstgemachten Kindern - Country Dessert, haben Sie das Problem gelöst.

Zutaten

85ml Milch (geht auch pflanzlich)

200g Quark (Magerstufe)

1 EL Xylit

2 EL Wasser

40g Flakes

1 EL Backkakao (ungesüßt)

50g Zartbitterschokolade (80%)

10g Speisestärke

1 Bio Honig oder Agavendicksaft

Zubereitung: ca. 25-30 Minuten

1. Als erstes den Magerquark mit dem Wasser dem Honig oder Agavendicksaft und den Flakes vermengen und in Gläser umfüllen (3 Gläser)

2. Als nächstes den Xylit mit der Milch Kakao und der Speisestärke vermischen und in einem Topf aufkochen lassen.

3. Die Zartbitterschokolade schmelzen lassen (Wasserbad)

4. Erst den Pudding in die Gläser zu der Quarkmasse geben, dann die geschmolzene Schokolade. Jetzt das Kinder - Country Dessert abkühlen lassen und genießen.

5. Bei Bedarf mit Flakes dekorieren.

6. Guten Appetit.

BANANEN - JOGHURT NACHTISCH

Sie möchten mit Ihrem Kind einen schnellen Nachtisch zubereiten, haben fast keine Zutaten. Probieren Sie den schnellen Bananen – Joghurt Dessert aus.

Zutaten

250g Naturjoghurt

2 reife Bananen

250g Quark (Magerstufe)

Zubereitung: ca. 7 Minuten

1. Die reife Banane in eine Schüssel geben und mit einer Gabel zerdrücken.

2. Nun den Joghurt und den Quark hinzugeben und miteinander vermischen.

3. Wichtig ist, dass die Bananen sehr reif sind, sonst ist es nicht süß genug.

4. Servieren.

ZUCKERFREIES SCHICHTDESSERT MIT ERDBEEREN FÜR KINDER

Leckeres, gesundes und zuckerfreies Dessert mit Erdbeeren, schmeckt nicht nur super lecker, sondern enthält durch die Erdbeeren Vitamine.

Zutaten

3 Stücke Zwieback

6 reife Erdbeeren (aus der Region)

150g Naturjoghurt (pflanzliche)

1 Glas Apfelmus

4 Esslöffel Orangensaft (frisch gepresst)

3 TL Müsli

Zubereitung: ca. 35 Minuten

1. Zwieback zerkleinern/bröseln und mit dem Müsli vermengen. In vier Gläser oder Schalen aufteilen.

2. Pro Schale/ Glas ein Esslöffel Orangensaft zugeben.

3. Nun die Erdbeeren waschen, das Grüne entfernen und in Scheiben schneiden.

4. Eine Beere beiseitelegen (zum Dekorieren)

5. Jetzt die geschnittenen Erdbeeren mit dem Joghurt vermengen.

6. Zum Schluss den Joghurt mit den Erdbeeren abwechselnd

mit dem Apfelmus zu dem Müsli und Zwieback geben.

7. Sobald alle vier Gläser/Schalen gefüllt sind, servieren und genießen.

APFELMUS – DESSERT MIT GRIECHISCHEM JOGHURT

Hat Ihre Familie schonmal ein leckeres Apfelmus – Dessert probiert? Nein, dann ist dies der richtige Zeitpunkt. Es ist in kürzester Zeit zubereitet und ist auch gesund.

Zutaten

50g Vollkornkekse

50g Xucker

400g Joghurt (griechisch)

400g Apfelmus (gekauft oder selbstgemacht)

50g Nüsse (beliebige)

1 TL Puderxucker (Puderzucker Ersatz)

Prise Zimt

Zubereitung: ca. 20 Minuten

1. Als erstes die Nüsse (nach Wahl) kleinhacken.
2. Pfanne vorheizen und den Xucker (Zucker Ersatz) schmelzen lassen.
3. Sobald es karamellisiert ist, Nüsse zugeben und miteinander vermengen.
4. Hinweis: Es sollte nicht zu dunkel sein, denn sonst schmeckt es bitter.

5. Nun die karamellisierten Nüsse auf einem Backpapier auslegen.

6. Kekse bröseln oder mahlen und in Gläser oder tiefe Schale aufteilen. (4 Gläser)

7. Jetzt 200g Apfelmus darauf verteilen.

8. Den griechischen Joghurt mit dem Puderxucker vermengen und ebenfalls die Hälfte über die Dessert- Masse geben.

9. Zum Schluss die übrigen gebröselten Kekse über das Mus verteilen und den Joghurt drüber geben.

10. Mit etwas Zimt beträufeln und genießen.

11. Tipp: Das Apfelmus – Dessert sofort verzehren oder im Kühlschrank ziehen lassen.

MULTIVITAMIN- DESSERT FÜR KINDER

Haben Sie und Ihr Kind schon mal einen fruchtigen Multivitamin – Dessert probiert. Eine gesunde leckere Creme mit Vitaminen.

Zutaten

4 EL Xucker

400g geschlagene Sahne

1 Liter Multivitamin – Saft

1 Schote Vanille

2 Packungen Vanillepudding

Zubereitung: ca. 25 Minuten

1. Ein Schuss Multivitamin – Saft mit dem Pulver vermengen.

2. Vanillemark auskratzen und mit der Schote und dem Saft aufkochen.

3. Nun die Vanilleschote aus dem Topf herausnehmen und den Pudding unterrühren.

4. Solange rühren bis die Pudding – Saft- Masse verdickt. Danach in eine Schüssel umfüllen und mit einer Frischhalte schließen. (dadurch bildet sich beim Abkühlen keine Haut.)

5. Zum Schluss die Sahne steif schlagen.

6. Den Pudding mit einem Schneebesen (oder mit einem Löffel) verrühren und die Sahne unterheben.

7. In Dessert - Schälchen umfüllen und kaltstellen.

8. Frisches Obst (nach Wahl) schneiden, dekorieren und genießen.

9. Guten Appetit.

HIMBEERE - GRÜTZE MIT APFEL

Mag Ihr Kind gerne Grütze essen? Statt die Grütze aus dem Supermarkt zu kaufen, dann doch lieber selbstgemachte, fruchtige Grütze zubereiten, denn die enthält viel weniger Zucker und schmeckt, dennoch sehr lecker.

Zutaten

50g Xucker (Stevia, Xylit)

1kg Äpfel

250g Himbeeren (tiefgefroren)

350g direkt Apfelsaft

1 Packung Pudding (mit Vanille Geschmack)

Zubereitung: ca. 15 Minuten

1. Die Äpfel schälen, entkernen und in kleine Stücke schneiden.

2. In einem Topf den Apfelsaft mit dem Xucker aufkochen.

3. Jetzt Vanillepudding mit ein bisschen Wasser anrühren und gemeinsam mit den geschnittenen Äpfeln hinzugeben.

4. Zum Schluss die Beeren unterrühren und kurz aufkochen lassen

5. In Schälchen umfüllen, abkühlen lassen und genießen.

6. Guten Appetit.

Kürbis – Dessert mit Nüssen

Ein Kürbis – Dessert ist der perfekte Nachtisch im Herbst, da die Kinder im Herbst vor Halloween oder Laterne Kürbisse basteln, schneiden usw. sind die ganz in ihrem Element, so passt auch dieses Dessert super dazu.

Zutaten

Kürbispüree

4 EL Orangensaft (frisch gepresst)

1 kleinen Kürbis

1 Teelöffel Zimt

Quark

100ml Mandelmilch (kann auch eine andere Pflanzenmilch sein)

250g Magerquark

2 TL Ahornsirup

Nüsse

80g Pecannuss (gehackt)

Zimt

1 TL Ahornsirup

Zubereitung: ca.1 Std 15 Minuten

1. Blech mit Bachpapier auslegen und Ofen auf 180g Grad vorheizen.

2. Den Kürbis halbieren, entkernen und mit der Schnittfläche nach unten platzieren. Eine ¾ Stunde backen lassen.

3. Sobald der Kürbis fertig ist, abgekühlt, zerkleinern und mit einer Prise Zimt und dem Orangensaft zu Brei pürieren.

4. In einer Rührschüssel dem Magerquark mit dem Sirup und der Mandelmilch glatt verrühren.

5. Nun die Nüsse in einer Bratpfanne anrösten.

6. Ahornsirup und Zimt drüber träufeln.

7. Jetzt das Dessert in vier Gläser oder Dessert – Schalen aufteilen.

8. Als erstes die Quark -Masse dann den Kürbispüree und zum Schluss die gehackten, süßen Nüsse.

9. Das Dessert reicht für vier Kinder, je nach Alter.

10. Genießen

GESUNDER - KALTER HUND MIT KEKSEN FÜR KINDER

Haben Sie schonmal etwas vom kalten Hund oder der kalten Schnauze gehört? Normalerweise denkt man gleich an viel Zucker, aber wir haben die gesunde Alternative für Ihr Kind.

Zutaten

10 Datteln (entkernt)

5 EL Kakao (ungesüßt)

100g Mandeln (gemahlen)

Vollkornbutterkekse

Feigen (getrocknet und eingeweicht)

3 EL Kokosöl

Zubereitung: ca. 20 Minuten

1. Alle Zutaten in eine Schüssel geben (außer die Vollkornkekse) und zu einer cremigen Masse mixen.

2. Die Kekse in mittelgroße oder kleine Rechtecke schneiden.

3. Jetzt mit einem Löffel die Kakao - Masse zwischen zwei Scheiben Kekse geben bzw. drücken.

4. Die gefüllten Kekse für zwei Stunden in den Kühlschrank zum Abkühlen stellen und servieren.

IGEL DESSERT AUS BIRNEN

Richten Sie gemeinsam mit Ihrem Kind ein leckerer, fruchtiger Igel - Dessert zu. Es brauch sehr wenig Zutaten und ist schnell zubereitet.

Zutaten

2 reife große Birnen

1 EL Mandelstifte

12 Rosinen

150g Haselnuss - Kuvertüre (zuckerfrei gekauft oder selbstgemacht)

Zubereitung: ca. 30 Minuten

1. Den Backofen auf 175 Grad vorheizen.

2. Backblech mit Backpapier auslegen.

3. Die Birnen waschen, schälen, entkernen und mit der Schnittfläche nach unten auf das Blech legen:

4. Mandeln als Stacheln verwenden und in die Birnen stecken.

5. Rosinen als Nase und Auge.

6. Jetzt die Igel - Birnen ca. zehn Minuten backen lassen.

7. In der Zwischenzeit die zuckerfreie Kuvertüre schmelzen lassen.

8. Sobald die Birnen fertig sind, die Schokolade über die Igel verteilen, servieren und genießen.

9. Guten Appetit

LEICHTER ZAUBERGRIEß FÜR KINDER

Ihr Kind/Kinder möchten wieder etwas leckeres und Luftiges naschen? Ein leichter Zaubergrieß kann die Lösung sein.

Zutaten

250ml Milch (fettarm, kann auch pflanzlich sein)

1 TL Xucker

½ TL Backpulver

20g Weichweizengrieß

Früchte nach Wahl

Zubereitung: ca. 30 Minuten

1. Den Weichweizengrieß, Xucker und die Milch in einem Mixtopf (Küchenmaschine) geben, vermengen und acht Minuten garen lassen.
2. (Bei 90 Grad, Stufe 3) Zaubergrieß abkühlen lassen.
3. Zum Schluss Backpulver hinzugeben und weitere fünf Minuten garen lassen (Stufe 4)
4. Die ausgewählten Früchte waschen, schneiden und mit dem Grieß servieren.
5. Guten Appetit

AVOCADO SCHICHTDESSERT MIT ERDBEEREN

Eine gesunde vitaminreiche Nachspeise aus Erdbeeren und Avocado, schmeckt sehr cremig und ist gesund. Eignet sich für die ganze Familie.

Zutaten

250g Quark

2 reife Bananen

100g frische Erdbeeren (aus der Region)

½ reife Avocado

1 EL Zitronensaft (frisch gepresst)

1 Packung Kinderkekse (zuckerfreie)

Zubereitung: ca. 25 Minuten

1.. Die Erdbeeren, säubern, schneiden und in eine Schüssel geben.

2. Die Avocado auskratzen und mit in die Rührschüssel zugeben. Frischen Zitronensaft und 125g Quark hinzufügen und pürieren.

3. Danach Bananen schälen eine Banane mit dem restlichen Joghurt pürieren.

4. Die andere Banane in Scheiben schneiden.

5. Vier Gläser oder Dessertschalen herausholen. Für jedes Glas oder Schale ein Keks verwenden.

6. Lassen Sie Ihr Kind/Kinder den Keks in das Glas oder die Schale bröseln.

7. Verteilen Sie 4 Bananen - Scheiben pro Glas. Diese werden am Glasrand gelegt.

8. Danach fangen Sie an das Dessert Schichtweise zu füllen. Erst die Erdbeere - Masse dann die Bananenschicht. Immer wieder Kekse zwischen bröseln. (Bei Bedarf)

9. Die Kekse können auch als Deko verwendet werden und einfach dazugelegt werden.

10. Dekorieren Sie vor dem Servieren, das Dessert mit Bananen Scheiben.

11. Guten Appetit.

DUNKLE SCHOKOLADE - AVOCADO - COOKIES

Schon lange nichts mehr mit Schokolade gemacht? Ihr habt das Bedürfnis etwas mit Schokolade zu kochen oder zu backen? Dann probieren Sie diese Schoko -Cookies.

Zutaten

1 Bio Ei

60g ungesüßtes Kakaopulver

0,5 g Backpulver

100g Birkenzucker

50g gehackte Zartbitterschokolade (80%)

110g Avocado (Fruchtfleisch)

Zubereitung: ca. 25 Minuten

1. Heizen Sie den Backofen auf 175 Grad vor.

2. Geben Sie in eine Schüssel Birkenzucker und das Avocado - Fruchtfleisch zu und pürieren Sie die zu einer cremigen Masse.

3. Nun das Bio Ei unterheben, Kakaopulver und Backpulver hinzugeben und den Teig verrühren.

4. Die Zartbitterschokolade kleinhacken und mit in die Schüssel geben.

5. Die Schoko - Teig Masse mit zwei Esslöffel auf ein mit Backpapier belegtes Blech verteilen.

6. Zum Schluss die Schoko - Avocado Cookies zehn Minuten backen lassen, abkühlen und genießen.

ZUCKERFREIER VANILLEPUDDING FÜR KINDER

Sie möchten ein selbstgemachten und zuckerfreien Vanillepudding zubereiten, dann probieren Sie dieses Rezept.

Zutaten

1 Bio Ei

30g Speisestärke

70g Datteln (ungeschwefelt)

1 Vanilleschote

500ml Pflanzenmilch (Soja) oder Vollmilch

Zubereitung: ca. 25 Minuten

1. Zuerst die Datteln mit 200ml Milch einlegen und nach einer halben Stunde pürieren,

2. Danach die übrige Milch in einem Kochtopf aufkochen. Die Temperatur runtersetzten und Speisestärke und Ei hinzugeben. Die Dattelmilch und Vanillemark unterrühren und ca. fünf Minuten köcheln lassen.

3. Immer wieder umrühren, damit es nicht anbrennt.

4. In kleine Teller umfüllen und den Kindern servieren. Kann mit Beeren verzehrt werden.

MANDARINEN - JOGHURT DESSERT MIT ERDBEEREN

Statt puren Naturjoghurt Ihrem Kind zu servieren, richten Sie gemeinsam mit Ihrem Kind/ Kindern einen fruchtigen Mandarinen Erdbeere – Mix an.

Zutaten

1 Dose Mandarinen

100g Erdbeeren (aua der Region)

10g Xucker oder Xylit

1 Becher Naturjoghurt

Zubereitung: ca. 15 Minuten

1. Mandarinen abgießen und in eine Schüssel geben. (Mandarinensaft kann man später trinken oder anderes verwerten)

2. Nun den Naturjoghurt und Xucker zu den Mandarinen geben und mit einem Stabmixer pürieren.

3. Die Erdbeeren waschen halbieren oder vierteln je nach Bedarf.

4. Dessert in Schälchen umfüllen mit Beeren dekorieren und servieren.

5. Guten Appetit.

MANDARINEN - QUARKSPEISE

Falls jemand Quark bevorzugt, als Joghurt der kann auch Mandarinen – Quark Dessert zubereiten. Ersetzten Sie einfach einige Zutaten und Sie bekommen eine leckere Quarkspeise.

Zutaten

1 Dose Mandarinen

3 EL Xylit oder Stevia

500g Quark (Magerstufe)

1 Becher Sahne

Zubereitung: ca. 15 Minuten

1. Mandarinen abgießen.
2. Becher Sahne mit Xylit oder Stevia steif schlagen.
3. Quark und die steife Sahne vermengen.
4. Mandarinen unterheben.
5. In Dessertschalen umfüllen und genießen.
6. Bei Bedarf einige Mandarinenstücke zum Dekorieren aufbewahren.
7. Guten Appetit.

SCHNELLE LECKERE MILCH-SCHNITTE FÜR KINDER

Manchmal möchten Kinder zur Belohnung etwas Süßes, oft ist, dass ein Kinder Riegel oder eine Milchschnitte. Da diese Süßigkeiten sehr viel Zucker enthalten, hat dies nichts mit einer gesunden Ernährung zu tun, um nicht zu verzichten, sollte man lieber auf selbstgemachte und zuckerfreie Leckereien umsteigen.

Zutaten

3 EL ungesüßten Kakaopulver

4 Bio Eier

2 EL Honig oder Ahornsirup

Für die Füllung

Xylit oder Stevia

400g Quark (Magerstufe)

Zubereitung: ca. 30 Minuten

1. Backofen auf 220 Grad vorheizen

2. Eigelb von Eiweiß trennen.

3. Das Eigelb mit Honig oder Sirup schaumig schlagen, ungesüßten Kakaopulver hinzugeben.

4. Jetzt das Eiweiß steif schlagen und unter Kakaomasse heben und gut verrühren.

5. Die Eimasse auf einem Backblech verteilen und ca. 12 Minuten im Backofen backen lassen.

6. Sobald der Teig fertig gebacken hat, abkühlen und in zwei Teile schneiden.

7. Für die Füllung den Quark mit Xylit oder Stevia (je nach Wahl) vermengen.

8. Zum Schluss eine Teig Hälfte mit der Quark - Füllung bestreichen und mit der zweiten Teig Hälfte abdecken.

9. Jetzt die selbstgemachte Milchschnitte zum Abkühlen in den Kühlschrank stellen.

19. Vor dem servieren in Stücke schneiden.

11. Guten Appetit

ZUCKERFREIER GESUNDER WALDMEISTER - WACKELPUDDING

Wackelpudding als Dessert oder auch für Zwischendurch beides ist möglich. Geht super schnell und enthält keinen Haushaltszucker. Bereiten Sie mit Ihrem Kind einen zuckerfreien grünen Wackelpudding zu.

Zutaten

100ml zuckerfreien Waldmeistersirup

10g Agar-Agar

500ml Wasser

Zuckerfreie Vanillesauce (als Topping)

Zubereitung: ca. 15 Minuten

1. Alle Zutaten in einem Topf vermengen, aufkochen (Immer wieder rühren)

2. Wackelpudding in sechs Dessertschalen/ Gläser umfüllen

3. Mit Vanillesauce beträufeln

4. Servieren und genießen.

GESUNDE UND LECKERE ABEND-ESSEN & ABENDBROT – REZEPTE FÜR KINDER

KARTOFFEL - PUFFER MIT ÄPFELN

Jeder versteht unter Abendessen etwas anderes. Für einige besteht ein Abendessen, aus Brot und Aufschnitt, für andere gehört ein deftiges Essen auf den Tisch und der nächste mag nur Salat. Da es hier um Ihr Kind geht und nicht nur um Sie ist es wichtig, darauf zu achten was das Beste für Ihr Kind ist.

Zutaten

1 grüne Zwiebel

2 reife Äpfel

300g Naturjoghurt

10 vorgekochte Kartoffeln (können auch roh zubereitet werden)

1 Bio Ei

80g Kichererbsen Mehl

4 EL Olivenöl

4 EL Mayonnaise

Salz und Pfeffer

Zubereitung: ca. 30 Minuten

1. Als erstes die Kartoffeln schälen (falls die Kartoffeln vorgekocht sind diesen Schritt auslassen)

2. Zwiebel und Äpfel schälen.

3. Die Äpfel halbieren, entkernen und mit der Zwiebel und den

Kartoffeln in eine große Rührschüssel reiben.

4. Nun das Ei und das Mehl hinzugeben evtl. mit Salz würzen., vermengen.

5. Zum Schluss die Bratpfanne mit Olivenöl vorheizen und die Kartoffel - Puffer darin von beiden Seiten goldbraun braten.

6. Für das Dip die übrigen Zutaten miteinander vermischen mit etwas Salz und Pfeffer abschmecken und mit dem fertigen Kartoffelpuffer servieren, guten Appetit.

Gemüse Omelette mit Kartoffeln

Ein Gemüse – Omelette geht nicht nur am Morgen zum Frühstück, sondern kann auch als leichtes Essen am Abend gegessen werden.

Zutaten

2 Frühlingszwiebeln

4 Bio Eier

2 EL Milch (geht auch pflanzliche)

3 Kartoffeln

1 Packung Kirschtomaten/ Cherrytomaten

Olivenöl

Prise Salz

Zubereitung: ca. 25-30 Minuten

1. Erst die Kartoffeln schälen, waschen und in Scheiben schneiden.

2. Tomaten waschen und halbieren.

3. Eine Bratpfanne mit Olivenöl erhitzen und die Kartoffeln zugeben, garen lassen.

4. In der Zwischenzeit Eier in eine Schüssel aufschlagen und mit der Milch verrühren.

5. Mit etwas Salz und Pfeffer würzen.

6. Frühlingszwiebel waschen und in kleine Ringe schneiden.

7. Sobald die Kartoffeln gar sind, Frühlingszwiebel und Tomaten hinzugeben.

8. Eiermischung drüberstreuen und stocken lassen.

9. In kleine Teller umfüllen und den Kindern servieren.

10. Guten Appetit.

BRATWURST MIT GEMÜSE AUF SPIEß

Falls Sie vor haben mit der Familie zu grillen, dann ist dies der perfekte Zeitpunkt leckere Gemüse – Bratwürstchen auf Spieß zu zaubern. Es geht sehr schnell braucht fast keine Zutaten.

Zutaten

Bratwürstchen (Menge je nach Anzahl der Kinder und Spieße)
Gemüse nach Wahl z.B Zucchini, Tomaten, Paprika usw.
Etwas Olivenöl

Zubereitung: ca. 40 Minuten

1. Zunächst das ausgewählte Gemüse waschen, entkerne und kleinschneiden.

2, Die Bratwürstchen halbieren.

3. Nun das Gemüse abwechselnd mit der Wurst auf die Spieße ziehen.

4. Backblech mit Backpapier belegen und die Gemüsespieße darauf verteilen.

5. Etwas Olivenöl drüber träufeln.

6. Bei 200 Grad im Ofen 25 – 30 Minuten backen lassen.

7. (Wer möchte kann auch mit den Kindern Schaschlik Spieße mit Gemüse und Würstchen beziehen)

8. Achtung! Kinder beim Grillen nicht aus den Augen verlieren.

BELEGTE SCHILDKRÖTE - ABEND-BROT/BRÖTCHEN

Bereiten Sie gemeinsam mit Ihrem Kind ein leckeres Brötchen – Schild-kröte zu, es ist sehr simpel und in kürze gemacht.

Zutaten

4 EL Frischkäse

4 Scheiben Käse (nach Wahl)

½ Gurke

4 Roggenbrötchen (runde)

Salz und Pfeffer

Pfefferkörner

Zubereitung: ca. 20 Minuten

1. Die runden Roggenbrötchen halbieren.
2. Die untere Brötchen Hälfte mit Frischkäse bestreichen.
3. Jeweils eine Käse Scheibe darauflegen.
4. Gurke waschen und aus der Gurkenschale ovale Stücke schneiden (Das werden später die Füße der Schildkröte sein)
5. Nun vier Gurken Scheiben schneiden (das wird der Kopf sein)
6. Auf die Unterseite des Brötchens die Füße und den Kopf auflegen.

7. Nun die obere Hälfte des Brötchens drauflegen.

8. Für die Schildkröten - Augen pro Brötchen zwei Tropfen Frischkäse und zwei Pfefferkörner platzieren.

9. Servieren, guten Appetit

10. Passend dazu ist grüner Tee oder Früchtetee (ungesüßt)

MAIS AUF SPIEß

Bunter Mais – Spieß am Abend kann das perfekte Abendessen sein. Es braucht nicht viel Zeitaufwand und ist von Kindern gern gesehen.

Zutaten

1 Zucchini

1 Paprika (rot)

100ml Olivenöl (Bio)

1 Maiskolben

1 Zehe Knoblauch

Salz und Pfeffer

Zubereitung: ca. 25 Minuten

1. Den Maiskolben im Salzwasser ca. zehn Minuten garen lassen.

2. Danach abgießen, abtupfen und in Scheiben schneiden.

3. Zucchini und Paprikaschote waschen.

4. Die Enden der Zucchini entfernen und in Scheiben schneiden.

5. Die Paprika halbieren, entkernen und in grobe Stücke hacken.

6. Nun das geschnittene Gemüse abwechselnd auf das Holzspieß ziehen.

7. Jetzt die Knoblauchzehe pellen kleinhacken oder pressen mit Olivenöl vermengen und mit Salz und Pfeffer abschmecken und über das Gemüse geben.

8. Die Gemüse - Spieße in eine Grillschale legen und von allen Seiten grillen.

9. Bei Bedarf etwas Olivenöl drüber träufeln.

10. In Teller legen und heiß/warm servieren.

11. Guten Appetit.

Tipp:
Übergeben Sie die ungefährlichen *Schritte Ihrem Kind.*

GNOCCHI - PFANNE MIT VIELSEITIGEM GEMÜSE

Heute gibt es eine leckere Gemüse Pfanne mit Gnocchi. Eine tolle Alternative zu Kartoffeln, wenn es in wenigen Minuten zubereitet werden soll.

Zutaten

500g Pilze (Champignons
150g Ziegenfrischkäse
250g Cherrytomaten/ Kirschtomaten
1 grüne Zwiebel (geht auch rote)
1 EL Olivenöl
Salz und Pfeffer
500g Gnocchi

Zubereitung: ca. 30 Minuten

1. Das Gemüse waschen.

2. Die Gnocchi im Salzwasser abkochen (nach Packungsanweisung)

3. Zucchini nachdem waschen in kleine Stücke schneiden. Tomaten vierteln, Zwiebel schälen und würfeln, Champignons in Scheiben schneiden.

4. Nun eine Bratpfanne mit Öl erhitzen und darin die Zwiebeln, Zucchini und Pilze anschwitzen.

5. Die gekochten Gnocchi mit den Tomaten hinzugeben und mit dem Gemüse vermengen.

6. Zu aller Letzt Ziegenfrischkäse unterrühren. Mit Salz und Pfeffer abschmecken.

7. Servieren und genießen.

8. Diese Gnocchi - Pfanne eignet sich für die ganze Familie.

9. Guten Appetit.

PIZZA - PFANNKUCHEN FÜR KINDER

Schonmal von einer Pfannkuchen – Pizza gehört? Nein? Na dann backen Sie mit Ihrem Kind/Kindern ein leckeres Abendessen zu. Super lecker und gesund.

Zutaten

4 Bio Eier

1 Brokkoli (in Röschen)

200g Creme Fresh oder Schmand

2 EL Olivenöl

300g Dinkelmehl

500ml Milch (oder Pflanzenmilch z.B Soja)

150g Fetakäse

3 EL Pinienkerne

Salz und Pfeffer

Zubereitung: ca. 35 Minuten

1. Für den Teig die Milch mit den Eiern und dem Dinkelmehl verrühren. Mit Pfeffer und Salz würzen.

2. Bratpfanne mit Öl erhitzen und vier Pfannkuchen darin backen.

3. Als nächstes die Brokkoli waschen, in Röschen teilen und im kochenden Salzwasser eine Minute kochen lassen.

4. In eine Rührschüssel Creme Fresh geben und mit Salz und Pfeffer abschmecken.

5. Backofen auf 200 Grad vorheizen.

6. Die Pfannkuchen auf mit Backpapier belegtes Backblech legen und die Creme Fresh Masse darauf verteilen/bestreichen.

7. Danach die Brokkoli Röschen und den zerbröselten Fetakäse darauf verteilen.

8. Pizza zehn Minuten backen lassen.

9. In der Zwischenzeit die Kerne in einer Bratpfanne anrösten (ohne Fett)

10. Sobald die Brokkoli Pfannkuchen – Pizza fertig ist mit Pinien beträufeln.

11. In kindgerechte Stücke schneiden und servieren.

12. Guten Appetit.

FLAMMKUCHEN AUS VOLLKORNTOAST

Eure Familie bevorzugt abends Abendbrot zu essen. Etwas Deftiges kommt nicht in Frage. Damit es für Ihr Kind nicht ganz so ein tönig wirkt, versucht es mit einem leckeren Flammkuchen.

Zutaten

1 rote Zwiebel
150g Creme Fresh
Prise Salz und Pfeffer
8 Scheiben Vollkorntoast
(oder Vollkornbrot)
100g kleine Speckwürfel

Zubereitung: ca. 30 Minuten

1. Creme Fresh zuerst mit Pfeffer und Salz würzen.
2. Brote auslegen und mit der Creme bestreichen.
3. Zwiebel schälen und klein würfeln.
4. Speck in einer Bratpfanne anbraten (ohne Fett)
5. Zwiebel hinzugeben anschwitzen und über das Brot träufeln.
6. Backofen bei 180 Grad vorheizen und dien belegten Vollkorntoast oder anderes Brot zwanzig Minuten im Ofen backen lassen.
7. Danach halbieren und servieren.
8. Guten Appetit.

KREATIVES BUNTES ABENDBROT

Manchmal muss es erst bunt werden, bevor es schmeckt. Lassen Sie Ihr Kind selbst das Abendbrot zubereiten.

Zutaten

2 Scheiben Brot (Vollkornbrot)

20g Bio Butter

Käse (Gouda, Emmentaler)

1 Scheibe Wurst (nach Wahl)

1 Möhre

1 EL Frischkäse

4 Scheiben Salatgurke

1 Bio Ei (gekocht)

4 Gewürzgurken

Paar Kirschtomaten

Salz und Pfeffer

Zubereitung: ca. 25 Minuten

1. Eine Brotscheibe mit Butter bestreichen, halbieren und mit Wurst belegen.

2. Die zweite Brotscheibe mit Frischkäse bestreichen und mit Käse belegen.

3. Das Gemüse waschen, schälen und in Stücke schneiden.

4. Die Gewürzgurken in Scheiben schneiden und mit auf das Brot legen.

5. Das Ei abkochen, pellen, abkühlen und vierteln

6. Das geschnittene Gemüse mit dem belegten Brot und dem Ei auf einen Teller kindgerecht legen und servieren.

7. Dazu passen ungesüßte Tees oder Schorle.

8. Guten Appetit.

BROT ZUM ZUPFEN - ZUPFBROT

Haben Sie schonmal mit Ihrem Kind ein Zupfbrot gebacken? Es ist kinderleicht bei der Zubereitung und eignet sich super als Abendbrot.

Zutaten

1 Bauernbrot

Beliebiger Aufstrich (Käse, Wurst)

Frühlingszwiebeln

4 Esslöffel Bio Butter oder Kräuterbutter

1 Zehe Knoblauch

Zubereitung: ca. 40 Minuten

1. Zunächst das Bauern -Brot in Gitterform schneiden. (nicht durchschneiden)
2. Den Käse, die Wurst in Stücke schneiden.
3. Frühlingszwiebel waschen kleinhacken.
4. Knoblauchzehe pellen und kleinschneiden.
5. Nun den Aufschnitt (Käse und Wurst) in die Zwischenräume des Brotes stecken.
6. Mit Frühlingszwiebeln bestreuen.
7. Butter/Kräuterbutter schmelzen lassen.
8. Knoblauch hinzugeben und über das Zupf - Brot träufeln.

9. Backofen auf 200 Grad vorheizen und das Bauernbrot 25 Minuten backen lassen.

10. Auf einem großen Brett servieren.

11. Mit der Familie genießen.

12. Guten Appetit.

QUARK - OMELETTE FÜR KINDER

Ein proteinreiches Abendessen aus Quark und Eier. Ihr Kind/Kinder werden es lieben.

Zutaten

30g Bio Butter

120g Dinkelmehl

100ml Vollmilch

3 Bio Eier

2 EL Rapsöl

40g gemahlene Mandeln

80ml Wasser

2 EL Xylit oder Stevia

Prise Salz

Füllung

400g Quark (Magerstufe)

2 Eigelb (Bio)

5 EL Xylit

5 EL Rosinen

2 EL Maisstärke

1 TL geriebene Zitronenschale

Zubereitung: ca. 1 Std 5 Minuten

1. Für den Teig erst das Dinkelmehl durch ein Sieb in eine Rührschüssel sieben.

2. Danach Eier, Wasser, Prise Salz und Milch hinzugeben und zu einem geschmeidigen Teig verrühren.

3. Danach den Quark mit Xylit, Zitronenschale, Eigelb und Stärke verrühren.

4. Als nächstes die Rosinen überbrühen, abtropfen lassen (mit einem Sieb) mit einem Tuch abtupfen und mit in die Quark - Masse unterrühren.

5. Ofen auf 200 Grad vorheizen.

6. Eine Auflaufform mit Butter bestreichen.

7. Eine Bratpfanne mit Öl erhitzen und aus der Teigmasse 4 Omeletts backen.

8. Danach die Omeletts auf ein Teller legen mit der Quark-masse füllen, aufrollen und in die Auflaufform legen. Jetzt die Butter mit Xylit und den gemahlenen Mandeln vermengen, drüber träufeln und eine halbe Stunde im Ofen backen lassen.

9. Servieren und genießen.

10. Guten Appetit.

BUNTER KINDERTOAST

Fördern Sie die Kreativität Ihres Kindes/Kinder. Es gibt so viel, wie Ihr Kind seine Kreativität fördern kann z. B mit unserem leckeren bunten Rezept.

Zutaten

½ Salatgurke

2 Vollkorntoast Scheiben

1 Möhre

1 Mozzarella

4 Pfefferkörner (die braucht Ihr Kind jedoch nicht essen)

Zubereitung: ca. 10 Minuten

1. Während das Vollkorntoast – Brot am toasten ist, das Gemüse waschen und schälen.

2. Von der Möhre zwei Scheiben abschneiden die übrigen in Stifte schneiden.

3. Die Salatgurke ebenfalls in Scheiben hacken.

4. Mozzarella in kleine Scheiben schneiden.

5. Nun kann Ihr Kind das getoastet Vollkorntoast mit Gemüse belegen.

6. Guten Appetit.

BUNTER - KINDER -WRAP

Statt mit den Kindern ein Wrap von McDonald zu kaufen, dann doch lieber selbst zubereiten. Hier kann sich Ihr Kind beim Belegen austoben.

Zutaten

150g Paprika rot

100g Gurke

80g Eisbergsalat

100g Mais (aus der Dose)

50g Schinken (gekocht)

30g Mozzarella

1 Packung Tortillas (Wrap)

Zubereitung: ca. 20 Minuten

1. Dosen Mais in einem Sieb abtropfen lassen.

2. Gurke waschen und in kleine Scheiben schneiden.

3. Paprika waschen, halbieren, entkernen und in Stücke schneiden.

4. Salat waschen und grob hacken.

5. Tortillas in einer Pfanne ohne Fett von beiden Seiten erhitzen.

6. Die Tortillas auf ein Teller legen.

7. Jetzt mit dem Gemüse und dem Schinken belegen.

8. Mozzarella drüberstreuen und die Tortillas einrollen.

9. Zum Schluss den Wrap schräg durchschneiden und mit einer Serviette servieren und genießen.

10. Bei Bedarf etwas Olivenöl zu dem Gemüse geben.

11. Guten Appetit.

WRAP MIT EINEM LECKEREN HÄHNCHENFLEISCH

Wer nicht auf Fleisch verzichten möchte, sollte dann lieber diesen Wrap nachmachen, schmeckt ebenfalls sehr gut, ist gesund und ist kinderleicht.

Zutaten

250g Frischkäse
50ml Sahne
400g Hähnchenbrustfilets
6 Tortillas (gekauft)
Olivenöl (Bio)
½ Eisbergsalat
2 Paprika (rot und gelb)
100g Cherrytomaten
1 Bund Schnittlauch
Pfeffer und Salz
Grillgewürzmischung (Für das Fleisch)

Zubereitung: ca. 55 Minuten

1. Als erstes das Hähnchen Fleisch waschen, abtupfen, in kleine Streifen schneiden und mit Olivenöl und der Gewürzmischung marinieren und eine halbe Stunde ziehen lassen

2. In der Zwischenzeit das Gemüse waschen.

3. Die Paprika halbieren, entkernen und in kleine Stücke schneiden.

4. Gurke grob würfeln, Tomaten halbieren und den Mais abgießen.

5. Den Eisbergsalat grob zerkleinern

6. Schnittlauch kleinhacken.

7. Das geschnittene Gemüse in einer Schale beiseitestellen.

8. Frischkäse mit Sahne und dem gehackten Schnittlauch in einer Schüssel vermengen. Mit Salz und Pfeffer würzen.

9. Die Hähnchenstreifen mit etwas Olivenöl in einer Bratpfanne anbraten.

10. Die Tortillas von beiden Seiten in der Pfanne oder Mikrowelle erwärmen.

11. Nun kann der selbstgemachte Wrap belegt und eingerollt werden.

12. Guten Appetit.

Tipp:

Der Wrap kann vielfältig eingesetzt werden, ob zum Abendessen, Schule oder Picknick.

EIER - FISCHSTÄBCHEN GESICHT

Ein leckeres Abendessen für Ihr Kind. Mit den Eiern – Fischstäbchen Gesicht macht das Essen umso mehr Spaß.

Zutaten

400g Kartoffeln

4 Fischstäbchen (am besten selbstgemachte)

1 EL Xylit oder Stevia

2 Bio Eier

300g Karotten

Salz und Pfeffer

200g Erbsen (TK)

1 EL Olivenöl

100ml Sprudelwasser

1,5 Liter Wasser

½ Petersilien Bund

Zubereitung: ca. 1 Std 15 Minuten

1. Warmes Wasser in einem Kochtopf aufstellen, Salz hinzugeben und zum Kochen bringen.

2. Kartoffeln schälen, waschen, halbieren und in den Topf geben. Ca. 25 Minuten kochen lassen.

3. Petersilie waschen und kleinhacken.

4. Als nächstes den Ofen auf 220 Grad vorheizen.

5. Auf ein mit Backpapier belegtes Backblech die Fischstäbchen verteilen und eine ¼ Stunde im Ofen backen lassen.

6. Karotten schälen, in Stücke schneiden und mit Olivenöl in einem Kochtopf anbraten.

7. Xylit oder Stevia hinzugeben.

8. Danach Wasser zu den Karotten geben und weiter zehn Minuten kochen lassen.

9. Jetzt die TK Erbsen in einem Topf mit 150ml Wasser aufkochen.

10. Eier in einer Rührschüssel aufschlagen und das Sprudelwasser hinzugeben und mit Salz und Pfeffer abschmecken.

11. Nun die Eier mit einem Schneebesen schaumig schlagen.

12. Eine Pfanne mit etwas Öl erhitzen und die Eiermasse zugeben, dabei immer wieder rühren.

13. Zum Schluss das Rührei auf zwei Tellern verteilen und daraus ein Gesicht bilden.

14. Aus den Kartoffeln sollen die Augen und die Ohren geformt werden und aus den Karotten die Nase und der Mund.

15. Die Erbsen werden zu Sprossen (Sommer) die Petersilien zu langen Haaren und die leckeren Fischstäbchen werden zu lustigen Augenbrauen. Guten Appetit.

KÄSE BÄLLCHEN MIT BROKKOLI

Formen Sie gemeinsam mit Ihrem Kind kleine, gesunde Brokkoli – Käse Bällchen. Da Kinder ungern grünes Gemüse essen, sollte es schön verpackt sein und sie ansprechen „Das Auge isst mit“

Zutaten

1 EL Olivenöl

1 Becher Haferflocken

200g Käse gerieben (nach Wahl)

1kg Brokkoli Röschen (eignet sich am besten frisch)

Prise Salz und Pfeffer

Zubereitung: ca. 55 Minuten

1. Brokkoli waschen, in Röschen teilen und in einem Kochtopf mit etwas Wasser kochen.

2. Nach fünf Minuten kochen in eine Rührschüssel geben und mit einem Mixer/ Stabmixer pürieren.

3. Olivenöl, geriebenen Käse und Flocken hinzugeben und miteinander vermengen.

4. Mit Salz und Pfeffer abschmecken.

5. Ofen auf 170 Grad vorheizen.

6. Mit Ihrem Kind/ Kindern die Brokkoli – Käse Masse zu Bällchen formen und für eine ½ Stunde im Backofen backen lassen.

7. Guten Appetit.

BUNTE SCHWEINCHEN AUS GEMÜSE UND REIS

Um die Kinder vom Gemüse zu überzeugen, braucht man eins nur machen, kreativ sein. Mit unseren bunten Schweinchen Rezept wird Ihr Kind sicherlich nicht nein sagen.

Zutaten

2 Rote Beten Kugeln

2 Karotten

Spinat (1 Packung)

Etwas Käse (am besten Gouda)

1 dicke Scheibe Salatgurke

300g Reis (Basmatireis)

Salz und Pfeffer

Zubereitung: ca. 50 Minuten

1. Zuerst das Basmatireis in einem Topf abkochen. (Am besten nach Packungsanweisung)

2. Als nächstes die Karotten waschen, schälen und reiben. (paar Stücke für das Gesicht lassen)

3. Die Bete in kleine Stücke schneiden

4. Hinweis: Handschuhe verwenden, denn die Rote Farbe geht schlecht von den Händen ab.

5. Spinat mit bisschen Wasser abkochen.

6. Nun den fertigen Reis in 3 Rührschüsseln aufteilen.

7. In die erste Schüssel die Karotten geben, in die zweite die Rote Bete und in die letzte Rührschüssel den Spinat.

8. Mit etwas Salz und Pfeffer würzen.

9. Jetzt aus jeder Schüssel mittelgroße Kugeln formen.

10. Jetzt kommt der aufregende Teil, aus Käse, Karotten und der Salatgurke sollen Ohren, Nasen, Augen und der Mund ausgeschnittenen werden.

11. Falls Ihr Kind schon etwas älter ist und mit einem kleinen Messer (nicht zu scharf) umgehen kann, überlassen Sie ihm das schneiden.

12. Sie dürfen Ihr Kind dennoch nicht aus den Augen verlieren.

13. Guten Appetit.

EIERRAGOUT - FÜR KINDER

Ein Eierragout oder anders genannt Eierfrikasse ist ein gesundes Abendessen für die komplette Familie. Es ist vegetarisch und reich an Vitaminen.

Zutaten

100g Erbsen
250ml Vollmilch
1 ½ EL Bio Butter
½ rote Zwiebel
1 TL Senf
1 Karotte
1 ½ EL Dinkelmehl
4 Bio Eier
Gemüsepulver
Worcestersauce
Pfeffer und Salz
Etwas Petersilie
(Bei Bedarf)

Zubereitung: ca. 30 Minuten

1. Für das Eierragout erst die Bio Eier hart kochen.

2. Jetzt die Zwiebel schälen und kleinschneiden.

3. Danach in einem Kochtopf mit etwas Butter die Zwiebeln anschwitzen.

4. Als nächstes das Dinkelmehl hinzugeben, umrühren und mit der Vollmilch ablöschen.

5. Geben Sie nun den Senf, Gemüsepulver und die Worcestersauce hinein und lassen Sie es ca. fünf Minute köcheln.

6. Die Karotten waschen, schälen, kleinschneiden und mit den Erbsen zu der Sauce geben.

7. Die gekochten Eier pellen und achteln.

8. Kurz vor dem servieren, die Eier zu der fertigen Sauce geben, vermengen und auf einem kleinen Teller den Kindern servieren.

9. Bei Bedarf die Petersilien waschen, kleinhacken und über das Essen streuen.

10. Dazu passen Salzkartoffeln.

11. Guten Appetit.

SPECK - ZIEGENKÄSE TÜRMCHEN

Kochen Sie zusammen mit Ihrem Kind/Kinder oder mit der kompletten Familie ein leckeres Abendessen.

Zutaten

4 Bacon Scheiben

1 Apfel

2 Ziegenkäsetaler

Dressing (nach Wahl)

2 große EL Honig

Prise Pfeffer

Zubereitung: ca. 20 Minuten

1. Backofen bei 220 Grad vorheizen

2. Das Bacon in einer Pfanne knusprig braten (ohne Fett) und auf ein Teller legen

3. Apfel waschen und mit einem Kernbohrer entkernen.

4. Danach den Apfel in dicke Scheiben schneiden. (ca. ein Zentimeter)

5. Nun die Apfelscheiben im Speckfett anbraten.

6. In der Zwischenzeit eine Auflaufform einfetten und die Apfelscheiben darin platzieren.

7. Bacon auf die Scheiben legen.

8. Ziegenkäse halbieren und je eine Hälfte auf eine Apfelscheibe geben.

9. Mit Honig beträufeln. Jetzt die Auflaufform kurz in den Ofen stellen, bis der Käse geschmolzen ist.

10. Mit Dressing Ihrer Wahl genießen.

11. Guten Appetit.

VEGGIE - FRIKADELLEN FÜR KIDS

Kleine aber feine vegetarische Frikadellen. Fast genauso lecker wie mit echtem Fleisch. Falls Ihre Familie allgemein auf Fleisch verzichtet, dann ist dies das richtige Rezept für Sie und Ihre Familie.

Zutaten

70g Käse gerieben (nach Wahl)
125ml Milch (oder Pflanzliche Milch)
1 EL Olivenöl
1 rote Zwiebel
1 Bio Ei
Prise Salz
125g Haferflocken

.

Zubereitung: ca. 20 Minuten

1. Die rote Zwiebel schälen, kleinhacken und in eine Schüssel geben.

2. Pfanne bereit mit etwas Öl erhitzen.

3. Die übrigen Zutaten zu den Zwiebeln geben und gut miteinander vermengen.

4. Jetzt aus Hafer – Masse kleine Bällchen formen.

5. Entweder mit Händen oder mit einem Esslöffel.

6. Zum Schluss in der vorgeheizten Pfanne von allen Seiten goldbraun anbraten.

7. Dazu eignet sich ein bunter Salat als Beilage.

8. Guten Appetit.

HAFTUNGSAUSSCHLUSS

Der Inhalt dieses Buches wurde mit großer Sorgfalt geprüft und erstellt. Für sämtliche Inhalte kann jedoch keine Garantie übernommen werden. Dies gilt weder für die Richtigkeit, Vollständigkeit, noch Aktualität der Inhalte. Alle enthaltenen Informationen basieren lediglich auf die eigene Meinung und persönliche Erfahrung des Autors. Der Inhalt darf keines Falls als medizinische Hilfe gesehen werden. Für selbstverursachte Schäden und Fehlhandlung des Lesers wird daher keine juristische Haftung Seitens des Autors übernommen. Zudem garantiert der Autor keinerlei Erfolge mit dem im Buch erwähnten Informationen, da diese wie oben genannt nur auf persönliche Erfahrung des Autors basieren und lediglich als Unterhaltung diesen sollen. Die Verantwortung für die im Buch beschriebenen Ziele liegt einzig und allein beim Leser selbst. Gleichzeitig wird keine Haftung auf den im Buch angegebenen Quellen und externen Webseiten übernommen. Für all diese Inhalte ist einzig und allein der jeweilige Webseitenbetreiber verantwortlich weshalb der Autor automatisch von einer Haftung ausgeschlossen ist.

IMPRESSUM

Elisabeth Engel
1. Auflage 2021

Kontakt: Maury Pena / Karlstr.22, / 71229, Leonberg
Covergestaltung: Fiverr
ISBN: 9798513564997

Printed in Poland
by Amazon Fulfillment
Poland Sp. z o.o., Wrocław

86437380R00118